第2版

系统评价
——循证医学的基础

Systematic reviews
to support evidence-based medicine

作　者　〔英〕Khalid Khan　　〔瑞士〕Regina Kunz
　　　　〔荷兰〕Jos Kleijnen　　〔德〕Gerd Antes
主　译　曾宪涛　耿培亮　靳英辉
主　审　王行环　任学群

北京科学技术出版社

图书在版编目（CIP）数据

系统评价：循证医学的基础 /（英）哈立德·卡恩（Khalid Khan）等著；曾宪涛，耿培亮，靳英辉主译. —北京：北京科学技术出版社，2018.5

书名原文：Systematic reviews to support evidence-based medicine

ISBN 978-7-5304-8923-9

Ⅰ.①系… Ⅱ.①哈… ②曾… ③耿… ④靳… Ⅲ.①基础医学 Ⅳ.①R3

中国版本图书馆CIP数据核字（2017）第322680号

著作权合同登记　图字：01-2016-8427

Systematic Reviews to Support Evidence-based Medicine, 2nd Edition/by Khalid Khan, Regina Kunz, Jos Kleijnen and Gerd Antes

ISBN: 978-1-853-15794-3

系统评价——循证医学的基础

作　　者：〔英〕khalid Khan　〔瑞士〕Regina Kunz　〔荷兰〕Jos Kleijnen　〔德〕Gerd Antes	电子信箱：bjkj@bjkjpress.com
主　　译：曾宪涛 耿培亮 靳英辉	网　　址：www.bkydw.cn
策划编辑：于庆兰	经　　销：新华书店
责任编辑：周　珊	印　　刷：三河市国新印装有限公司
责任印制：吕　越	开　　本：700mm×1000mm　1/16
图文制作：北京永诚天地艺术设计有限公司	字　　数：255千字
出 版 人：曾庆宇	印　　张：17
出版发行：北京科学技术出版社	版　　次：2018年5月第1版
社　　址：北京西直门南大街16号	印　　次：2018年5月第1次印刷
邮政编码：100035	ISBN 978-7-5304-8923-9/R·2453
电话传真：0086-10-66135495（总编室） 　　　　　0086-10-66113227（发行部） 　　　　　0086-10-66161952（发行部传真）	

定　　价：78.00元

译者名单

主　　译　曾宪涛　耿培亮　靳英辉

副 主 译　冷卫东　张永刚　李晓东

译　　者　（以姓氏拼音为序）

安怀杰　中国人民解放军海军总医院

陈　兵　中国人民解放军第三〇九医院

耿培亮　武汉大学循证与转化医学中心

靳英辉　武汉大学中南医院

冷卫东　十堰市太和医院（湖北医药学院附属医院）

李晓东　河南大学淮河医院

李艳琴　十堰市太和医院（湖北医药学院附属医院）

路永超　山东省立医院（山东大学附属省立医院）

聂鹤云　江西中医药大学循证医学研究中心

王朝阳　河南大学淮河医院

王李杰　中国人民解放军总医院

王永成　内蒙古自治区人民医院

翁　鸿　武汉大学中南医院

张永刚　四川大学华西医院

曾宪涛　武汉大学中南医院

周长喜　中国人民解放军总医院

编写秘书　尹晓红　武汉大学循证与转化医学中心

李柄辉　河南大学淮河医院

序　言

作为一名医疗专业人员，你是否想通过系统评价来提高自己的实践能力？你是否正从事有关公共卫生、流行病学或卫生技术评估的职业？作为一名临床教师，你是否想知道你教授的课程所产生的教育影响？从社会科学角度，你是否对卫生保健感兴趣？你是否要进行你的第一篇系统评价？如果答案是肯定的，那么这本书绝对适合你！

第 1 版超出了所有人的预期！2003 英国医学会医学图书奖的基础医学范畴中曾推荐过本书，评论员认为第 1 版对可能不受欢迎的话题做出了清晰且有用的指导，并树立了非统计学人员的信心。《英国外科杂志》将其称为"瑰宝"。本书的第 1 版因简洁清晰而被认为更胜于其他资料。建议读者如果曾阅读或制作过系统评价，应该首先浏览本书。有人认为，第 1 版传达了一种热情，会使读者产生自己创作系统评价的意愿。此外，因第 1 版素材结构清晰、陈述富有逻辑且提供了有用的范例，所有有关卫生科学的教育和研究机构的图书馆都对其进行了收藏。第 1 版虽是主要针对初学系统评价的人员，却被引用了不下百遍，这足以说明即便是经验丰富的研究人员也对本书的内容非常感兴趣。随着时间的流逝，第 2 版的推出也势在必行。与第 1 版相似，第 2 版同样对卫生保健研究系统评价的主要原则进行了描述，也对系统评价在实践中的评价、实施和应用给出了指导意见。

系统性的文献回顾并总结了清晰且全面的信息，随着当前医疗实践和政策对这些信息的依赖程度日益增加，我们有必要了解系统评价和实践指南是如何生成的。你或许在卫生保健研究的方法方面没有接受过培训，但这本书能够让你掌握评价文献的内在原则。这样一来，你就能严格评价已发表的系统评价和指南，并在实践中评价其推论和应用建议。

已发表的系统评价和指南并不总能满足我们的需要。那么，你是否想过

1

要怎样开展自己的系统评价呢？在临床中，系统评价的可用资源越来越多。有专门的临床图书馆，可以通过互联网访问众多期刊，馆际互借更加便易，还有易操作的软件，这诸多的条件使医疗专业人员开展系统评价成为可能。本书突出强调了规划和准备开展系统评价所需要的核心信息。本书针对的是临床读者群和初学系统评价的人员，而不是那些经验丰富的流行病学家、社会科学家、医学教育家和统计学家。使用这本书，你就可以开始进行自己的系统评价写作了。

　　这一版有哪些新意呢？我们将范围拓展到了对医疗干预有效性的系统评价之外，论证了如何有效地应用系统评价来评价定性研究和教育研究，彻底修订了有关解读系统评价的发现方面的章节和范例，从而为临床实践提供了准确且可信的建议。除此之外，我们还添加了很多新的案例研究，对关键概念进行了更为有效的详细说明。

　　多年来，总有一个谜团围绕着系统评价和系统评价者们。他们该怎样选取特定的研究并排除其他研究呢？他们该如何整理核对结果呢？那一大堆无意义的研究结果是如何突然变得有意义的呢？接下来的阅读之旅将为你揭开这些谜团。展文愉快！

K.S. Khan

R. Kunz

J. Kleijnen

G. Antes

译者前言

在循证医学已发展到循证科学的今天，开展循证教育、研究与实践亦受到了科研工作者、教育工作者、临床工作者及相关行业从业人员的重视。系统评价作为循证研究的重要方法，当前在我国医学、教育学、心理学、司法犯罪学领域得到了广泛的应用。在卫生保健领域，系统评价是实现原始研究与转化研究间的桥梁，亦是制定临床实践指南和开展循证决策的基础，也是开展原始研究选题及研究设计的重要思路，发挥着愈来愈重要的作用。因此，可以说，系统评价已成为当今卫生保健领域从业人员不可或缺的一种重要方法。

为了更好地让读者理解系统评价的内涵，我们先做 3 点说明。第一，系统评价与 Meta 分析之间不能画等号。在 2008 年出版的第 5 版《流行病学词典》（*A Dictionary of Epidemiology*）中，系统评价被定义为"系统评价是运用减少偏倚的策略严格评价和综合针对某一具体问题的所有相关研究，Meta 分析可能但不一定是这个过程的一部分。……系统评价与 Meta 分析的区别在于，其没有包括定量分析的结果（The application of strategies that limit bias in the assembly, critical appraisal, and synthesis of all relevant studies on a specific topic. meta-analysis may be, but is not necessarily, used as part of this process. ... A systematic review differs from a meta-analysis in not including a quantitative summary of the results）"。Meta 分析被定义为"Meta 分析是一种对独立研究的结果进行统计分析的方法。它对研究结果间差异的来源进行检查，若结果具有足够的相似性，便可利用这种方法对结果进行定量合成（A statistical analysis of results from separate studies, examining sources of differences in results among studies, and leading to a quantitative summary of the results if the results are judged sufficiently similar to support such synthesis）"。显然，从定义可以

看出，系统评价并不等同于 Meta 分析，只是在卫生保健领域有"系统评价"这个术语。第二，系统评价是一种全新的文献综合方法，可以是定性的（qualitative systematic review），即未采用 Meta 分析；也可以是定量的（quantitative systematic review），即包含了 Meta 分析。本序及本书的"系统评价"若未做具体说明，则均是指广义的系统评价，即包括了 Meta 分析。第三，Meta 分析可应用于诸多领域，医学领域仅是其中之一，也译为"荟萃分析"。在我国，Meta 分析应用广泛的领域除医药卫生外，还有心理学和教育学领域（译为"元分析"）、司法犯罪学、情报学、经济学、管理学等，译名也较多，医药卫生领域当前仍推荐使用"Meta 分析"，故本书全部使用了这个名称。

本书内容以卫生保健为主体，涉及医疗、护理、公共卫生、医学教育及心理等方面，在全面系统地介绍系统评价相关知识的基础上，采用翔实的案例剖析来解读展示系统评价的制作、评价及使用方面。本书英文版自进入我们的视野，就让我们有一种爱不释手的感觉，遂商议是否能够将其翻译成中文引入我国。后经多次讨论，在北京科学技术出版社于庆兰编辑的支持下，我们决定组织人员翻译。在翻译过程中，我们对一些术语采用了使用最频繁的译名，且适当增加了一些"译者注"，以使其更贴近我国国情及便于读者阅读。如我们把"outcome"译成"结局"，"result"译成"结果"，"confidence interval"译成"可信区间"，"effectiveness"译成"效力"，"effect"译成"效应"，"adverse effects"译成"不良反应"，"critically appraise"译成"严格评价"，"care"译成"照护"，"healthcare"译成"卫生保健"等。

本书能够顺利完成翻译，首先要感谢全体参译人员，正是大家的辛勤劳动与集体智慧，才保证本书翻译的效果与质量；亦要感谢北京科学技术出版社相关领导及于庆兰编辑，正是他们的支持让我们的想法得以变成现实，在翻译版权获取、翻译指导、编辑出版等方面，他们付出了大量的辛勤劳动。另外，本书的出版得到了集临床、科研、教学及管理于一身的专家王行环和任学群教授的指导，有幸能够邀请他们担任主审；我的硕士研究生导师、原武汉大学公共卫生学院副院长、流行病学教研室主任、湖北省循证医学教学奠基人、博士生导师郭毅教授也给予了悉心指导。专家们的指导让本书能够更加贴近从事临床、科研及教学的读者。武汉大学中南医院循证与转化医学中心的尹晓红女士和河南大学淮河医院的李柄辉先生在本书的校对中付出了辛勤的劳动。本书的出版还得到了国家重点研发计划"数字诊疗装备研发"课题"循证评价研究"（编号：2016YFC0106302）基金的支持。本书翻译过程中也参阅了大量的中文著作及文献。最后，吃水不忘挖井人，本书的英文版原著是我们翻译的基础，正是原著者们付出心血与智慧，才让我们有机会阅读并翻译本书。在此，翻译团队谨向上述所有人员表达最诚挚的感谢！

希望本书能够成为对系统评价感兴趣的读者的常备参考书，为读者带来有价值的参考借鉴。我们深知，尽管有专家的指导，且每位译者都尽了自己最大的努力，但凡事不可能尽善尽美，总会有不足之处，特别是同一术语有不止一种译法，不同的专家学者亦有不同的理解。因此，我们在希望读者能够体谅的同时，也真诚期待读者能够给予我们宝贵的意见与建议。期待本书能够对你有所帮助！

受全体译者委托，我能有机会代作此前言，深感荣幸！

曾宪涛

2017 年 8 月 9 日

关于作者

我们有丰富的相关经验，经手的系统评价有 250 余篇。多年来，我们和医疗专业人员、临床医师以及其他决策者们共事，通过实施系统评价来报道政策和实践。我们还与其他流行病学家以及统计学家合作，改善实施系统评价的方法。我们中的两位有学术背景的人员从事系统评价的实施与改善，另外两位则在临床中与患者合作，运用系统评价中的证据来进行实践。

Khalid Khan 是巴特女性健康和临床流行病学以及伦敦大学玛丽皇后伦敦医学院的教授。作为一名临床医师，他在系统评价和循证医学（evidence-based medicine，EBM）方面都接受过培训，完全有能力进行医学教育。他开办了一家杂志俱乐部，并举办了其他一些循证医学活动，包括证据支持的查房和进行严格评价的研习会。作为一名临床学者，他牵头进行了诸多系统评价项目，教授过很多本科生和研究生，并为多个临床期刊提供同行评审。

Regina Kunz 最近被任命为瑞士巴塞尔大学以及大学医学院保险医学研究所负责人。作为一名受过培训的肾病学家和临床流行病学家，她在实施系统评价、Meta 分析以及卫生技术评估方面拥有全面的专业知识。在对患者提出建议或制定管理决策时，她的临床实践经验还会时刻提醒她高质量证据合成的重要性。如今，保险医学中缺乏高质量证据合成的这种痛苦体验急需改变。她在有关指导方法的推荐分级的评价、制定与评估（grading of recommendations assessment, development and evaluation，GRADE）工作组〔译者注：要了解 GRADE，建议参阅曾宪涛，冷卫东，李胜，等. 如何正确理解及使用 GRADE 系统. 中国循证医学杂志，2011, 11 (9)：985-990.〕中开展学术活动，并且是国际网络指南董事会的资深成员，她的这些经验证明，所有卫生保健领域都需要高质量的系统评价和 Meta 分析，来为内科医师、患者和决策者提供合理的建议，同时也证明在缺乏此类系统评价的情况下是难以提供有说服力的建议的。她是德国循证医学网络的创始人员，也是德国临床和实践循证医学教科书的主编，在世界各地教授系统评价和 Meta 分析、GRADE 方法论以及循证医学的课程方面有着丰富的经验。

Jos Kleijnen 是一家独立公司（Kleijnen 系统评价有限责任公司）的董事，也是马斯特里赫特大学负责卫生保健系统评价的教授。从医学院毕业后，他曾在临床流行病学行业就职，并在实施和宣传系统评价以及其他研究方面具有丰富的经验。他是许多与系统评价和卫生技术评估相关的指导小组和咨询委员会的成员。他还是荷兰考科蓝中心的创会理事、约克大学评价和传播中心的教授和董事，也是考科蓝协作组织多方法工作小组的成员之一。除此之外，他还是考科蓝外周血管疾病系统评价小组的编辑，并在多个国家教授有关系统评价和循证医学的课程，包括与苏黎世霍顿中心以及维也纳临床研究学院的合作。

Gerd Antes 是一名医学统计学家，亦是德国考科蓝中心的董事，对于 Meta 分析、异质性、漏斗图等相关的数学运算有深入的了解。他对方法论研究、统计计算和医学信息学方面都有浓厚的兴趣，建立了德国考科蓝中心，并花费了相当长的时间支持循证医学和系统评价的发展。作为德国循证医学网络的创始成员和前主席，多年来他还是考科蓝协作组织指导小组的一名成员，也是德国临床指南委员会和德国疫苗接种委员会的成员。他举办的活动中包括教授和培训科学记者。他还对德国临床试验注册的建立做出了巨大贡献。

写这本书是因为我们认为卫生保健专业人士能从评价和指南中受益良多，同时，系统评价和指南也能通过这些专业人士应用和完善。我们希望这本书能够给予卫生保健从业人员足够的技能，使他们能够有效地运用系统评价并着手实施他们自己的系统评价。

致　谢

　　若没有广泛的支持，任何工作都无法完成。全体作者在此对 Susan Hahné，Anjum Doshani，Peter J Thompson 和 Jack Cohen 为本书的早期版本所做的评论表示感谢；对 Mary Publicover 为本书的第 2 步所做的评论表示感谢；对 Christine Anne Clark 和 Anne-Marie Bagnall 为案例研究 1 所做的评论表示感谢；对 Sue O'Meara 为案例研究 3 所做的评论表示感谢；对 Elaine Denny 为案例研究 5 所做的贡献表示感谢；对 Sharon Buckley 为案例研究 6 所做的贡献表示感谢；对 Katja Suter 为案例研究 7 和 8 所做的贡献表示感谢。

目　录

概　述

几乎每一本卫生保健杂志都会发表一些系统评价。包括社会科学和医学教育在内的所有与医学有关的学科，都非常依赖系统评价对实践和学术研究的指导意义。系统评价为什么会如此普及呢？因为系统评价是对许多涉及某一具体课题的个体研究中的证据进行概述。与医学实践相关的研究可见于各种文献，有时候还会以外文的方式发表。通过浏览一篇以母语发表的系统评价，我们就能够迅速地对与某一特定主题相关的大量证据有一个大致的了解。因此，系统评价颇受欢迎，它能够让我们无须浏览与医学实践相关的个体研究就可以获得最新的资讯。在这种没有充裕的时间去处理职业生活中越来越多的事务的环境下，系统评价的方便性显而易见。说实话，即使我们有时间、有办法去识别和评价相关的研究，许多人仍然会倾向于研读系统评价。

值得注意的是，传统综述搜索研究、整理证据以及生成推断的方式往往并不可靠。最糟糕的是，作者的个人喜好可能会影响整个综述的过程以及综述的结论。毕竟，我们读过的很多综述都是特邀评论，它们并不是那些通过恰当方式完成的研究。那么，如何确定这些综述没有误导我们呢？这就是系统评价取代传统综述的原因。

> **系统评价**是通过科学的方法识别相关研究，评价其质量、汇总其结果的研究论文

> **Meta 分析**并不等同于**系统评价**，它只是**系统评价**的一部分。Meta 分析是集合多个个体研究结果从而生成汇总结果的一种统计技术。一些称为 Meta 分析的出版物并不是系统评价

> 由此开始，这本书中提到的**评价**均为**系统评价**，交换使用两个词语。任何其他方式都不能实施评价

对医疗文献进行稳健的系统评价就是通过恰当的方式完成的研究，这些系统评价运用科学的方法来识别相关文章，评估研究质量，并概述其结果。这样一来，它与传统综述以及"专家"所做的即兴评论是不同的。更重要的是，系统评价中的推荐建议是以经过整理的证据所得出的公正全面的推论为基础的，而不是反映"专家"的个人观点。

这本书描述了对医疗卫生及相关主题文献进行系统评价的原则。运用这本书，读者就能够满怀信心地评估某一篇系统评价的质量并且自己撰写系统评价。

> **Meta 整合**是对现有的涉及某一具体研究问题的定性研究结果进行合成，不涉及 Meta 分析

严格评价系统评价

对相关文献进行系统评价来整合信息，并对这些信息进行清楚、综合的汇总：如今越来越多的医疗卫生政策是建立在这个基础之上的。因此，在当前的时代，循证实践需要的不仅仅是对个体研究的严格评价。实践指南就是展现系统评价如何在我们的职业生活中起关键作用的典范。

系统评价是评价方法的一个巨大突破。但是，我们不应当对其盲目地相信。如同个体研究一样，系统评价和指南的质量也会参差不齐。例如，高等卫生保健杂志上刊登有很多欠佳的系统评价，而一些专业团体也制定了很多劣质的指南。所以，即使是在稳健的系统评价和指南中也有可能存在误导性的推论。因此，作为卫生保健从业人员，我们有必要对系统评价的原理进行更深入的理解。尽管我们

> **循证医学（EBM）**是在进行医疗卫生相关决策时审慎使用当前最佳的证据。系统评价为支持循证医学提供了强有力的证据

> **指南**是系统性地开发出来的声明，以协助执业医师和患者针对特定的临床情况做出决策，常常但并不总是使用来自系统评价的证据

对健康研究方法只有基本的认识，认为评价系统评价的任务繁重，但是通过这本书，读者就能够了解对文献进行系统评价的过程以及陷阱，还能更容易地辨别那些稳健的和不稳健的系统评价和指南。

我们可以通过搜索框 0.1 中所展示的资源来识别现有的系统评价，从而指导实践。一旦识别了相关的系统评价，就应当评估其方法学质量、审查其证据，并评估其研究结果，以便应用于实践。本书第二部分的案例研究展示了如何运用现有系统评价的研究结果。当我们想用系统评价来指导实践时，偶尔会痛苦地发现还没有相关的系统评价，或者相关系统评价没有提供足够的信息。当找不到符合要求的系统评价时，为什么不自己撰写一篇呢？

识别、评估以及应用系统评价中概括的证据要涉及哪些方面？

构建问题
↓
识别相关系统评价
↓
评估该系统评价及其证据的质量
↓
汇总证据
↓
解读研究结果

框0.1 可用于选择系统评价和指南的资源

- 考科蓝图书馆 *（www.thecochranelibrary.com）

  有多个数据库，包括已出版和即将出版的系统评价。

- 考科蓝系统评价数据库（the cochrane database of systematic reviews，CDSR）

  包括定期更新的对考科蓝协作组织实施的医疗干预所进行的系统评价的全文，以及目前正在准备的系统评价方案。

- 效应评价摘要数据库（database of abstracts of reviews of effects，DARE）[+]

  对在 CDSR 以外的资源中找到的系统评价的严格评价（译者注：亦称之为"非考科蓝系统评价"）。这些系统评价是通过定期搜索目录数据库、手动搜索重要的医学期刊以及浏览灰色文献来识别的。

- 卫生技术评估（health technology assessment，HTA）数据库[+]

  包含完整的技术评估以及由国际卫生技术网络机构和其他卫生保健技术机构所进行的在研项目的摘要，其中大部分都包含系统评价。

- **系统评价小组**（collaborative review groups，CRGs）

在考科蓝图书馆有关考科蓝协作组织中所发现的，包括95个系统评价小组中每一组的总输出清单，这提供了一种搜索考科蓝图书馆的替代方法。

系统评价远不止我们所想到的这些。例如，仅考科蓝图书馆2011年的第二期中就有6671篇在2011年4月合并的完整全文和方案；在DARE中有14602篇有关质量评价系统评价的摘要；在HTA数据库里有9965篇有关卫生技术评估的摘要。

通用的电子数据库（亦可见框2.3）
- MEDLINE——采用系统评价的特征进行PubMed临床咨询，可操作网址为www.ncbi.nlm.nih.gov/entrez/query/static/clinical.html。截止到撰写本书之时，PubMed系统评价的子集策略中共包含126190条引文。
- 在CINAHL，EMBASE，PsycLIT以及其他数据库中可以利用从系统评价和传播搜索策略中心可获得的搜索过滤器中的一种（一种用来获取相关文章的文本词、标引词和主标题的组合）来搜索评价，其网址为http://www.york.ac.uk/inst/crd/identifying_research_evidence.htm。

可选取的互联网网站
- 中华医学会信息库（CMA Infobase）临床实践指南（Clinical Practice Guidelines）：www.mdm.ca/cpgsnew/cpgs/index.asp。
- 指南和实践指南（Guidelines and Guidelines in Practice）：www.eguidelines.co.uk。
- 国际网络指南（Guidelines International Network，GIN）：www.g-i-n.org。
- HTA英国国家卫生研究项目（NIHR）：www.ncchta.org/project/htapubs.asp。
- 英国国民健康服务系统（NHS）证据：http://www.evidence.nhs.uk/nhs-evidence-content/journals-and-databases。
- 英国国家卫生医疗质量标准署（National Institute for Health and Clinical Excellence，NICE）：www.nice.org.uk/。
- 医药卫生专业引擎（OMNI）：www.omni.ac.uk（使用高级搜索并在资源类型方面指定为实践指南）。
- 系统评价前瞻性国际注册平台（International Prospective Register of Systematic Reviews，PROSPERO）：http://www.crd.york.ac.uk/PROSPERO/。
- ScHARR证据指南：www.shef.ac.uk/uni.academic/R-Z/scharr/ir/scebm.html。
- SIGN指南：http://www.sign.ac.uk/index.html。
- 研究转化为实践（Turning Research Into Practice，TRIP）：www.tripdatabase.com。

可选取的印刷出版物

•《临床证据》（*Clinical Evidence*）：www.clinicalevidence.org。

* 见案例研究 1 中搜索考科蓝图书馆的示例。

+ 也可从 *http://www.york.ac.uk/inst.crd* 免费获取。

备注：网站经常有变动，本书中提供的互联网地址是在 2011 年 6 月搜索得到的。

实施系统评价

利用互联网检索文献，通过电子或馆际互借方式获得文献以及方便用户进行 Meta 分析的软件等，都增加了实施系统评价的可能性。随着这些资源在临床环境中越来越容易获得，对于医疗专业人员来说，开展系统评价已成为一种现实性的选择。但是执业医师为什么应该实施系统评价呢？

个人实施系统评价的原因有很多，可能是为了支持循证实践和个人职业的发展、报道临床策略、在同行评审的期刊上发表文章、介绍一种研究主题，或者准备会议介绍、技术报道或受邀评论。

但是，没有必要白费力气做重复工作。我们应该最大限度地利用现有的系统评价和指南。最新的高质量系统评价可能已经包含了我们需要的所有信息。

如果没有涉及某一特定主题的系统评价和指南，或者不是最新的，抑或质量不高，那么我们有以下几种选择。

• 询问专家的意见。

• 评估可用的初始研究。

> 考科蓝协作组织（The Cochrane Collaboration）建于 1993 年，通过筹备、更新并促进考科蓝系统评价的可及性来帮助医疗卫生人员、决策者、患者、决策提倡者以及护理人员在人类卫生护理方面做出明智决策的一个国际合作组织

- 进行系统评价。

我们知道，"专家"的意见或许并非基于证据，也可能不被其他人所接受，因为针对每个"专家"，都有一个可与之相匹敌且持反对其观点的"专家"；我们同样清楚，对个体研究进行评价无法提供全面的信息，而这不正是我们想要开展新的系统评价的一个原因吗？很多考科蓝系统评价就是这样开始的，出版之后，人人都可受益。实施一篇新的系统评价需要付出很大努力，并不是每件值得做的事都是容易做的。

在投身研究项目、高级课程或教学任务时，我们（至少我们的指导人员）应该意识到非系统性的综述正越来越不被接受。那么下一步该怎么办呢？我们应该自己开展系统评价。作为卫生保健行业的专业学者（从未受过高级流行病学和统计学训练），我们可能习惯于发表评论、观点和评注。如今在期刊编辑的压力下，我们需要使用更加系统化的方法。既然如此，为什么不在下次做评注时尝试一下进行系统评价呢？由于开展此类系统评价所需的知识或技能超出了自身能力范围，我们或许会感到吃力，但帮手就在眼前，这本书为计划和开展系统评价医疗文献提供了必要的核心信息。

本书将读者群主要锁定为临床读者和初次进行系统评价的人员，而不是那些流行病学家、社会科学家、教育学家和统计学家。通过这本书，读者可以在不依赖专业系统评价人员的情况下实施系统评价。此外，本书也为进一步阅读以及如何在难度较大的领域寻求专业知识给出了建议。考虑到系统评

考科蓝系统评价（Cochrane Reviews）是对人类卫生保健和卫生政策方面相关的初始研究所做的系统评价。它调查了干预措施对预防、治疗和康复的影响（实际就是通过干涉来更改结果）。它也评估了在某个特定病例组和环境中，在给定的条件下某一诊断试验的准确性

价中各个步骤所涉及的工作性质，再找一个或多个系统评价人员参与其中是比较明智的。第一次实施系统评价的人可能希望参加有关系统评价的当地讲习班或课程，可以去咨询一下当地考科蓝中心下次培训的相关事宜。

本书的结构

这本书将帮助读者了解系统评价的原则。以下的论述一步一步地阐述了进行系统评价的过程，共包括 5 个步骤。本书用已发表的系统评价举例说明，以对实施系统评价的每一步进行指导。很多例子在不同的步骤中出现，这样我们就能理解这些步骤之间的联系。除此之外，本书还通过案例研究阐述了对理论的应用。每个案例都包括一个需要进行系统评价提供证据的情节、若干评价的方法和一个推荐的情节解决方案。完成各个步骤、例子和案例研究，就可以洞悉关键评估并实施系统评价。

如果我们决定写一篇系统评价，就应该先有一个简明扼要的大纲（或者方案），给出背景信息并对待解决问题和系统评价中使用的方法进行详述。在整个系统评价过程中，系统评价的方案会提醒我们写作的初衷和方向，从而使我们避免干扰，保证围绕正题进行。方案也提供了一份在这篇系统评价开始实施之前让同行评审的文档。有人建议把系统评价方案放到网站上让广泛的同行评审，但是网站访问者的输入可能是千变万化的。事实上，如果我们咨询在实施系统评价方面有经验的同事，或者

第1步：构建问题
↓
第2步：识别相关文献
↓
第3步：评价文献质量
↓
第4步：汇总证据
↓
第5步：解读研究结果

在考科蓝的相关系统评价小组或最佳循证医学教育（best evidence in medical education，BEME）组织上注册我们的系统评价，就有更多的机会得到针对该系统评价方案的专业评论。

本书在形成系统评价方案以及系统评价实施过程的5个步骤中都将是有用的伙伴。

- 第一，待解决的问题必须以结构清晰的形式详细说明（第1步）。这一步至关重要，因为系统评价中其他所有的方面都是直接针对问题而来的。
- 第二，文献检索必须全面彻底，从而识别与阐明待解决问题有潜在相关性的研究（第2步）。这是进行系统评价的一项基本特征。
- 第三，评价纳入研究的质量（第3步）。
- 第四，概括有关研究特征和结果的证据（第4步）。如果可行且适当的话，通过统计上的 Meta 分析来合并。
- 第五，通过解读和探索研究结果的临床意义来为实践做出推论和建议（第5步）。

评价和实施系统评价的要点都汇总在本书第一部分中每一步的末尾。第二部分的案例研究阐述了如何运用这5个步骤中所涉及的系统评价理论。读者可能倾向于在阅读案例研究之前了解这些系统评价理论，或者结合第一部分的信息阅读这些案例。"推荐阅读"列表提供的参考书目可以引导读者获得其他包含本书核心内容未涉及的理论和方法问题的文章。

本书的指导内容适用于系统评价使用者和初学实施系统评价者，而不能看作是用于评价和开展系

最佳循证医学教育（best evidence in medical education，BEME）合作组织致力于通过宣传和生成有关医学教育的系统评价来促进 BEME。它的另一个目标就是在教师、各机构以及国家组织中建立 BEME 文化

这本书主要聚焦于研究的系统评价，检查干预措施或暴露对结局的影响

统评价的"套餐"。它提供了大范围的"单点"指
导，可以根据问题和环境灵活应用。

关于本书的要点

- 这本书不但能使读者更有自信地评价已发表系统评价的质量，而且
还能自己进行写作。
- 以卫生保健专业人员为读者群，本书描述了对有关卫生保健效应的
文献进行系统评价的主要原则。
- 本书逐步阐述了如何评价系统评价和制作系统评价，并辅以例证和
案例研究。
- 本书在每个步骤的末尾都总结了评价系统评价和制作系统评价的
要点。

第一部分　系统评价的步骤

　　本部分逐步解释了实施系统评价时会涉及的各个过程，一共分为5个步骤。每个步骤都使用已发表的系统评价做例子来解释其基本原则。很多例子会在不同的步骤中不断出现，以便读者能够理解各阶段之间的联系。

第1步：构建问题

↓

第2步：识别相关文献

↓

第3步：评价文献质量

↓

第4步：汇总证据

↓

第5步：解读研究结果

第1步：构建问题

为解答有关卫生保健及其相关方面所聚焦的问题而进行系统评价。成功实施系统评价的关键在于系统评价制作人员陈述其系统评价中所要解决的问题时准确而具体的表述能力。这是开展系统评价很关键的部分，因为系统评价的其他所有部分都直接来自最初的问题，这在随后的步骤中显而易见。在本步骤中，我们要细致考虑构建问题的过程，并简略考虑一下检查某一待评价问题不同成分中变化的影响所需要的思路。

第1步：构建问题
↓
第2步：识别相关文献
↓
第3步：评价文献质量
↓
第4步：汇总证据
↓
第5步：解读研究结果

1.1 构建问题的方法

构建问题并不像听上去那么简单。用结构法构建问题一共需要4个组成部分或方面，包括人群、干预措施（或暴露）、与系统评价所提出的问题相关的结局以及适合处理问题的研究设计。框1.1展示了对比研究中不同问题成分之间的关系。

阅读完框1.1，对初学系统评价的人来说，构建问题可能会是个令人生畏的任务。我们可能一开始会有所迟疑，但不应放弃——帮手就在眼前。本步骤将引领我们了解构建问题的过程，以确保系统评价能有个正确的开端。众所周知，即使是富有经验的临床医师也会在为循证实践构建

问题组成部分
● 人群。
● 干预措施。
● 结局。
● 研究设计

自由式问题：其所描述的疑问，可以在运用简单（无论是否含糊）语言的系统评价中寻求答案

问题时遇到困难，所以系统评价初学者在开展系统评价的初级阶段必定会不太顺利。虽然需要花费一些功夫，但很快就能看到其价值，因为系统评价的其他部分是直接并高效地从这些问题中产生的。

大多数严谨的系统评价制作者在着手制作一篇系统评价时会花费大量的时间和精力构建出正确的问题，避免之后在实施系统评价的过程中更换问题。我们也不应例外。如果无法找出问题的组成部分，应该先写出自由式问题，然后将其重组为框1.2 中例证的结构性问题。

我们应当把人群看作是描述参与者群体或患者群体，在系统评价中所搜寻的证据正是围绕着他们；将干预措施当作是对人群实施的措施或替代方案；结局测量的是人群想要从干预措施中获得的效果，比如，避免疾病或死亡。最后，我们应该考虑如何设计一个有价值的研究来检查干预措施的影响，例如，通过比较接受干预措施和未干预人群群组的结局，可以通过使用某项干预措施可避免的疾病来评价其效果。

> **结构性问题：**系统评价制作人员用结构化的方法将自由式问题转换为清晰明确的格式（框1.2）。这可以让我们通过现有的相关研究解答疑问

框1.1 为系统评价构建结构性问题

问题组成部分

- 人群   对参与者或患者群体、其临床问题及医疗环境进行简单明了的描述
- 干预措施（或暴露）   考虑采取的主要措施，如治疗、护理流程、社会干预、教育干预、风险因素、检测等

- 结局 　　　　　　　　健康状况的临床变化（发病、死亡）和其他相关变化，如
　　　　　　　　　　　卫生资源利用
- 研究设计 　　　　　　研究中用于招募参与者或患者、对其实施干预和结局测量
　　　　　　　　　　　的恰当方法

对比研究中问题组成部分之间的关系

　　对比研究采用组间对比的方式评价干预措施的影响。例如，它可能将来自相关
人群的参与者或患者（随机或不随机）分配到替代干预（或暴露）组，并对他们进行
随访以确定干预措施（或暴露）对结局的影响。

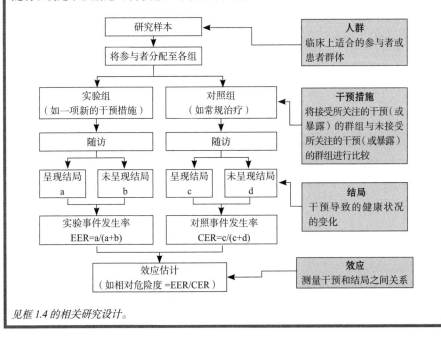

见框 1.4 的相关研究设计。

框 1.2　示例问题

临床效力的示例问题

　　自由式问题　在众多可用的抗菌产品中，哪些能够促进难治创面患者痊愈？
　　结构式问题
- 人群　　　　门诊中有各种难治创面的成人
- 干预措施　　系统或局部使用抗菌药
- 结局　　　　促进创面愈合

- **研究设计** 对有难治创面的研究对象进行所关注替代干预治疗，并确定干预对创面愈合影响的对比研究（如随机对照试验）

见案例研究 3 的相关系统评价。

关于病因学的示例问题

   自由式问题 新生儿畸形是否与孕期接触苯二氮䓬类药物有关?

   结构式问题

- **人群** 孕妇
- **暴露** 妊娠早期接触苯二氮䓬类药物
- **结局** 导致新生儿畸形
- **研究设计** 招募妊娠早期的孕妇，评估她们对苯二氮䓬类药物的暴露程度，对她们进行随访并检查其新生儿，以此比较在暴露和未暴露的孕妇中新生儿畸形的比率（队列研究）
   回顾性比较在妊娠早期接触苯二氮䓬类药物、分娩畸形新生儿的孕妇和分娩健康新生儿的孕妇的暴露程度（病例对照研究）

见框 5.2 的相关 Meta 分析。

诊断准确性的示例问题

   自由式问题 对于绝经后阴道异常出血的女性，盆腔超声扫描能否准确地排除患有子宫内膜癌的可能性?

   结构式问题

- **人群** 同一个社区有阴道出血症状的绝经女性
- **检验** 进行盆腔超声扫描准确预测
- **参考标准** 子宫内膜癌的组织学诊断
- **研究设计** 从相关人群中招募所需的女性，用检验（扫描）和参考标准调查来证实或反驳癌症的存在（组织学），并确定该检验识别癌症的准确性的研究（框 C4.3）

见案例研究 4 的相关系统评价。

定性研究的示例问题

   自由式问题 子宫内膜异位症对女性生活有何影响?

结构式问题

- 人群　　　确诊患有子宫内膜异位症的女性
- 干预措施　观察或治疗
- 结局　　　影响疼痛感、社交关系和自我形象
- 研究设计　叙述主观体验的研究（框 C5.3）

见案例研究 5 的相关系统评价。

教育干预的示例问题

　　自由式问题　在大学本科（医学和护理）教育阶段，使用组合记录包如何影响学生的学习？

　　结构式问题

- 人群　　　护理和医学专业的大学生
- 干预措施　组合记录包收集学生学习的证据，是一种学习日志，或是二者的结合
- 结局　　　提升知识和技能
- 研究设计　评估组合记录包对教育影响的研究

见案例研究 6 的相关系统评价。

　　构建问题的要点就在于运用结构性方法。决不能受制于框 1.1 中概述的结构，我们需要根据卫生保健方面的利益对其进行调整，使其满足自由式问题的要求。例如，在流行病学中，这些问题有可能跟病因学相关。我们可以很简单地以暴露代替干预措施这一成分，并依据在暴露于特定药剂或风险因素的人群和未暴露于特定药剂或风险因素的人群中的不同结局来构建问题（框 1.2）。而有关筛查或诊断试验准确性的问题，我们可能要用检验替代干预措施这一成分，用其测量诊断试验准确性的参考标准替代结局（框 1.2）。如此一来，拟议的结构

本书的第一部分重点讨论在**对比研究设计**中有关干预措施（治疗、预防、社会关怀等）或暴露（环境因素、风险因素等）的**量化效应**的问题。

本书的第二部分则涵盖了对定性研究和教育研究展开的系统评价

在广泛的问题类型中才是通用合适的。

1.2 人群、干预措施和结局中的变化

一旦明白了构建问题的方式（框 1.1），我们应该就能发现系统评价分析的是现有的，涉及特定人群、干预措施和结局的研究。一开始我们可能会对采用这种方式来构建问题产生怀疑，然而，一旦意识到在自由式问题中有不同的人群、干预措施和结局，我们最终可能会构建出多个问题。如果没有，就该再仔细查看，在问题的每个组成部分中是否有变化。这至关重要，因为即使在抗菌药治疗难治创面这样一个直接明了的问题中（框 1.2），难治创面（人群）、抗菌药（干预措施）和评价创面愈合的方法（结局）都有很多种（框 1.3）。

我们应该加倍重视现有研究间人群、干预措施和结局的变化情况，这非常重要。在确定研究选择标准（第 2 步）和计划将研究发现制成表格（第 4 步和第 5 步）时，这些差异非常重要。在理解各研究之间干预措施效果变化的原因（第 4 步）和探究证据强度，从而评估研究发现适用性（第 5 步）的方面，这些差异也有关联。因此，个体研究和系统评价的结论会随着其人群特征、干预措施的性质或实施以及结局类型的不同而发生变化。这些问题在本书后面的部分会有详细说明，在这里我们只是简要地探讨了在构建问题时它们可能造成的影响。

1.2.1 人群变化

各研究之间的人群特征可能在患者的年龄和性别、疾病严重程度、共存疾病等方面存在不同。比如说，研究对老年人进行家访的效果后发现（框1.3），干预措施在偏年轻的人群中起作用，而非老年人群（框4.5）。

1.2.2 干预措施变化

干预措施的特征，如照护背景、顺从或高压环境、其他日常照护等，都与多变的效果有关。例如，在老年人当中，如果采用多维度评价且频繁随访，就会提高出诊的有效性（框4.5）。定义对比项至关重要。若是想比较药物 A 和药物 B，就需要对此有所了解。文献中提供的研究可能只是将药物 A 和安慰剂、药物 B 和安慰剂进行了比较，这实际上是间接的比较，偏离了我们所关注的药物 A 和药物 B 效果的直接比较。

1.2.3 结局变化

识别所有的临床相关结局有助于检查干预措施的成败。在实施系统评价时，我们会发现现有的研究并没有直接测量那些我们认为关键和重要的结局。识别这些现有研究中的缺陷本身对系统评价的透明度至关重要。

临床相关结局就患者的感受、功能和存活方面，对患者最为重视的项目进行直接测量

相关研究结局能直接衡量对该人群来说重要的问题。一般情况下很难获得这些资料，而且系统评价人员和读者也倾向于关注测量起媒介作用的结局

或是替代结局。例如，当我们真正关注的是探索氟化物治疗在预防骨折方面的作用时，就可能想去调查作为替代结局的骨矿物含量，因为这些信息更容易获取。随机对照试验（N Engl J Med, 1999, 322: 802-809.）中论述了这个方法的误导性。[译者注：该随机对照试验的全文可从 NEJM 杂志官网免费获取。网址为 http://www.nejm.org/doi/full/10.1056/NEJM199003223221203，引文全部格式为 Riggs BL，Hodgson SF，O'Fallon WM，et al. Effect of fluoride treatment on the fracture rate in postmenopausal women with osteoporosis. N Engl J Med, 1999, 322（12）：802-809.] 在接受氟化物治疗的参与者中，其骨密度明显增加（同安慰剂相比，在不同的骨骼部位增加了 10%～35%），然而出乎意料的是，其非脊椎骨骨折病例增加到了近 3 倍（24 个对照者相对 72 个接受氟化物治疗者，P=0.01），这说明以替代指标为基础的研究结论在用于实践决策时的效力是微弱的。就像第 5 步中所描述的，即使数据是来自同一个研究，也应当针对每一种结局分开评价其证据的优劣。因此，在一开始着手系统评价时就应该详细陈述研究结局。

在考虑某一系统评价问题的结局时，应该思考一下我们所说的健康是指什么，仅仅是没有疾病吗？本书的这一部分主要讨论关于发病率或死亡率的定量结局，下一部分我们会论述系统评价是如何整合定性研究和教育研究中所用的与结局有关的证据（案例研究 5 和 6）。探讨如何投入最少的资源实现最优结局的问题变得越来越普遍，这有利于

替代结局指标代替了直接结局指标，其中包括生理变化或对亚临床疾病的测量。为确保有效性，替代指标必须与临床相关结果存在统计学关联

我们了解对干预措施的投资是否值得。在这种情况下，除了临床结局，还需要关注提供卫生保健的成本这一结局（框1.3）。我们对这种等值问题的关注不会多于对构建问题方面的关注。

框1.3　为系统评价构建问题：人群、干预措施、结局和研究设计中的变化

关于临床效力的3个示例问题

　　自由式问题　在众多可用的抗菌药中，哪些能够促进难治创面患者的痊愈？
　　结构式问题（从框1.2中扩展而来）

• 人群	有不同形式的难治创面的成人	糖尿病性溃疡 静脉性溃疡 压疮
• 干预措施	抗菌药	全身用制剂 局部用制剂
	vs 对比方	*vs* 其他制剂
• 结局	用不同的测量值对"创面愈合" 这一关键结局改善进行量化	直接结局：痊愈、创面并发症导 致截肢 间接结局：敷药剂的数量、剩余创 面面积、治疗得分、组织学证 明炎症的减轻
• 研究设计	试验和观察性研究（框1.4）	随机对照试验 非随机的试验性研究 有同期对照组的队列研究

见案例研究3的相关系统评价。

　　自由式问题　出诊能够改善老年人的健康状况吗？
　　结构式问题

• 人群	不同年龄段的老年人	较年轻的老年人 中等年龄的老年人 年龄较大的老年人

• 干预措施	出诊	加强的评估
		频繁的评估
	vs	*vs*
	对比方	常规护理
• 结局	不同的测量值对健康及健康资源使用的量化	直接测量的关键结局：死亡率
		直接测量的关键结局：功能状态
		直接测量的重要结局：入住养老院
• 研究设计	试验和观察性研究（框 1.4）	随机对照试验
		非随机的试验性研究

见框 4.5 的相关 Meta 分析。

自由式问题 抗生素能否改善患中耳炎的儿童的结局？
结构式问题

• 人群	患中耳炎的儿童	不同年龄段
• 干预措施	抗生素	不同的制剂
	vs	*vs*
	对比方	安慰剂或未治疗
• 结局	不同的测量值来量化健康	直接测量的关键结局：穿孔
		直接测量的重要结局：疼痛
		直接测量的重要结局：不良反应
• 研究设计	试验性研究（框 1.4）	随机对照试验
		非随机的试验性研究

见框 5.2 和 5.3 的相关系统评价。

临床和成本 – 效益的示例问题

自由式问题 在进行髋关节置换的患者中，抗菌预防可以把术后感染的风险减小到什么程度？这种程度的减小是否值得花费相关的成本？

结构式问题

• 人群	行髋关节置换的患者	多种治疗类型

• 干预措施	抗菌预防用药	多种类型的抗生素
	vs	*vs*
	比较者	安慰剂
		无抗生素
• 结局	临床方面	术后感染
	经济方面	每预防一起感染的成本
• 研究设计	临床方面	试验性研究（框 1.4）
	经济方面	成本 – 效益分析

见框 3.4 的相关系统评价。

对比有益结局和不良结局的示例问题

　　自由式问题　在高血压治疗中，哪种肾素系统抑制剂更好？其疗效值得所花费的成本吗？

　　结构式问题

• 人群	高血压患者	多种伴随疾病
• 干预措施	血管紧张素受体阻滞剂	多种类型
	vs	*vs*
	血管紧张素转换酶抑制剂	多种类型
	（避免与安慰剂相比）	
• 结局	临床方面	直接测量关键的有益结局：死亡率以及重大心血管事件
		间接测量重要的有益结局：通过血清肌酸酐测评肾衰竭
		直接测量重要的有益结局：成功的单一疗法
		直接测量重要的不良结局：咳嗽和退出研究
• 干预措施	混合设计（框 1.4）	针对有益效应的试验性研究
		针对副作用的观察性研究

见框 C7.1 和 C8.1 的相关系统评价。

1.3 研究设计变化

现在我们将注意力转移到系统评价中的问题的第 4 个成分——研究设计（框 1.1）上来。对于既定的人群、干预措施和结局，系统评价会汇总采用不同设计的现有研究（框 1.2）。研究设计为什么如此重要呢？一篇研究的设计决定了其所观察到的效应的有效性，即针对研究的参与者或患者，其研究结果接近"真实"的程度取决于研究设计的完善性。设计则通过这种方式充当了衡量研究质量的标志，其重要性怎么强调都不过分。从根本上说，系统评价所得推论的强度取决于其可用研究设计的完整性。

一些系统评价者认为某些研究设计有固有的价值，从而认定这些设计是优质的。例如，在开展系统评价的时候，他们仅仅关注随机研究，但忽视了一个事实：解决不同类型的问题可能需要不同的研究设计。比如，有关诊断试验准确性的问题就会要求其研究设计前瞻性地（非随机）招募所有符合条件的患者，运用诊断试验和参考标准调查来证实或反驳疾病的存在，并确定该诊断试验正确识别疾病的准确度（如案例研究 4）。评价长期或罕见结局，尤其是检测干预措施的安全性时（如案例研究 2），更适合采用观察性设计的研究，而非试验性设计的研究。比如，队列研究和病例对照研究能够评估孕期接触苯二氮草类药物对新生儿罕见畸形的影响（框 5.2），而随机试验则不行。

即使是在处理那些关注干预措施效力的问题

> 有效 / 真实的结果一般被认为是没有偏倚的。偏倚就是夸大或低估干预措施或风险的"真正"影响

> 研究的质量取决于在设计、开展和分析方面发生偏倚最小化的程度

（一般此类问题优先选择随机试验）时，也很难为仅限于使用随机研究给出合理的解释，尤其是在这种研究违反了职业道德的时候。而有的时候，仅仅就是缺乏随机研究。例如，在对抗菌药物治疗难治创面所进行的系统评价中，尽管我们进行了全面检索，也只得到了 4 篇明显是随机设计的研究，因此需要纳入其他设计类型的研究。案例研究 2 中，系统评价考虑的是饮用水氟化的安全性，我们没有检索到已发表的相关随机研究，所以有必要考虑其他设计类型的研究。探究教育干预的影响往往会采用各种不同的研究设计（案例研究 6）。评价罕见而有害的结局时，其系统评价中往往会包括观察性设计的研究（案例研究 8）。有时候同一篇系统评价会涉及单独却相关的问题，例如，如果一篇系统评价既评价效力又评价效率，那么它就还需要那些适合经济评估的研究设计了（框 1.3）。因此，在一些系统评价问题中，就需要同时考虑使用不同设计的研究。设计的多样性意味着要对研究质量进行评价（第 3 步）和合成（第 4 步）。

　　坚持采用随机研究而忽略其他证据类型可能会让系统评价制作者无所适从，因为这类系统评价可能检索不到任何研究。通常，由于种族或技术原因，潜在的最佳证据只能从观察性研究中得到。当需要对实践做出决策的时候，采用现有的最佳证据比根本不用证据要好。我们需要探究问题的本质（效力、病因学、效率、准确度、预后等）以及解决所面临的具体问题（如人群、干预措施和结局）的不同方法。之后，选取可以提供最有效答案的研

效力是在日常环境下，某项干预措施（治疗、预防、诊断、筛查、教育、社会关怀等）所产生的有益结局的程度

效率（成本－效益）是指干预措施的输入（成本）和输出（结局）之间的平衡所代表的等值程度

究设计，并建立适合该系统评价的研究设计的分层结构。这种方法能帮助我们定义纳入标准和排除标准，从而挑选出可接受的最低质量的研究（第 2 步）。一旦将研究纳入系统评价中，就要对其质量（第 3 步）和结局（第 4 步）进行详细评价，从而评判证据的强度（第 5 步）。

　　每一种问题类型都有其各自的设计等级。本部分主要集中讨论与干预措施和暴露对健康的影响相关的问题。这些问题通常聚焦于如何比对两种干预措施或暴露。框 1.4 中展示了研究设计的分层结构对这类问题的处理。本文中最完善的研究设计就是把来自相关群体的参与者随机分配到所感兴趣的可选择的干预措施组当中。这种设计避免了选择偏倚，若进行得当，这类研究就能在有关效力的证据排名中位居研究设计层次结构的顶端。在一些研究中，参与者或患者的分配不符合真正随机化的标准，分配隐藏存在固有的偏倚风险，而在证据强度评判中，这些研究一开始就被归为低水平的研究（第 5 步）。系统评价人员无法识别有效的设计，就会对循证实践产生严重影响。举例来说，对文献进行评价时依赖专家意见可能会误导实践建议，比如错误地拒绝采用血栓溶解疗法治疗心肌梗死。在这一领域中，关于这一干预措施能够影响死亡率方面已经有了强力的证据（JAMA, 1992, 268: 240-248），对此，专家们已经落伍了 10 年［译者注：该 Meta 分析的 JAMA 官方网址为 http://jamanetwork.com/journals/jama/article-abstract/398415，读者可以通过百度学术、购买或订阅单位数据库下载全文；

引文全部格式为 Antman EM，Lau J，Kupelnick B，et al. A comparison of results of meta-analyses of randomized control trials and recommendations of clinical experts. Treatments for myocardial infarction. JAMA, 1992, 268 (2)：240-248.]。

　　如上所述，针对诸多系统评价，试验性研究都不存在（案例研究2）或者很少见（案例研究3）。因此，我们不得不采用那些使用劣质设计或混合设计的研究来实施系统评价。如果系统评价中包括多种研究设计，就需要谨慎制订计划来评价研究质量（第3步），通过设计和质量对研究合成进行分层（第4步）并审慎地解读发现（第5步）。系统评价人员如果在研究设计方面不谨慎，就很容易得出错误的结论，以致危害患者。举例来说，最初建议绝经女性使用激素替代疗法以减少心血管风险，就是来源于一些结果并不一致的观察性研究。意识到证据存在的局限性就能够削弱建议的强度，并在随机证据显示出激素替代疗法不能减少反而可能增加心血管风险的时候，避免了推翻建议意见的需要（Ann Intern Med，2002，137:273-284）[译者注：该系统评价与Meta分析原文可在Ann Intern Med官方网站自由阅读，http://annals.org/aim/article/715575/；引文全部格式为Humphrey LL, Chan BK, Sox HC. Postmenopausal hormone replacement therapy and the primary prevention of cardiovascular disease. Ann Intern Med, 2002, 137(4):273-284.]。

框 1.4　与卫生保健干预措施效力相关问题的研究设计层次结构

设计描述

试验性研究

比较研究*，由研究人员对参与者所采用的不同干预措施进行分配。

- **随机对照试验（分配隐藏）**

　　将参与者随机分配到干预组和对照组（例如使用安慰剂或常规治疗）中，通过随访检测两组间结局的不同。除了干预措施外，所有已知和未知的结局决定因素在两组参与者中通常都是均匀分布的，因此随机化（照顾者不清楚分配序列）避免了偏倚。

- **非随机的试验性研究**（有时被错误地称为准/半试验性研究或准/半随机性研究或伪随机性研究）

　　研究人员将研究中的参与者分配到不同的干预措施组中，但分配方法不符合真正随机化的标准，例如交替或单双数分配。这类方法没有对照顾者分配隐藏序列。

设置有对照组的观察性研究

比较研究*，参与者采用不同的干预措施，其分配不是由研究人员进行（仅仅是观察到的）。

- **队列研究**

　　对接受干预（不由研究人员分配）的参与者进行随访，检查其与对照组（例如未接受照护的参与者）之间结局的不同。

- **病例对照研究**

　　在有结局的参与者（病例组）和无结局的参与者（对照组）之间对比干预率。

无对照组的观察性研究

- **横断面研究**

　　在某一特定时间，当结局和其他受关注的变量（包括干预）出现在相关人群中时，检查结果和变量之间的关系。

- **前后对照研究**

　　在研究参与者中，对比其干预前后的结局。

- **病例系列**

　　描述大量接受某一干预的病例及其结局。

病例报道

- 病理生理学研究或实验室研究。
- 专家意见或共识。

比较研究采用对照组评价干预措施的影响。

见框 1.1 中类似研究的示例流程图。

1.4 在实施系统评价的过程中修改 问题

在实际着手实施系统评价之前，提前构建其中的问题非常重要，否则，假设特定的结果就会影响到整个系统评价流程，这是不恰当的。为确保在一开始就能正确地形成问题，有必要请教经验丰富的系统评价人员和执业医师。而这只是独自准备系统评价被视为不明智的其中一个原因（译者注：一般制作一篇系统评价至少需要3个人合作，一人执行，一人检查，另外一人可给予指导、出现争议时介入解决争议。发表系统评价署名时至少应该有3位作者）。

最初构建问题时，对许多相关文献并没有详细的了解，所以，在实施系统评价过程中，根据所积累的研究修改一些问题也就不足为奇了。对于"应当优先提出系统评价中的问题"这条规则的运用也不应过于严苛。我们应该允许在系统评价过程中探究意料之外的问题，因为我们是在实施系统评价的过程中对问题有了更为深入的了解，不探究才是不明智的。如果系统评价过程中发现需要回答之前没有预料到的问题，那么提出新问题或调整现有的问题也是非常合理的。如果之前没有考虑到定义人群、干预措施、结局或研究设计的替代方式，若是采用这些方式，那么在此基础上进行这样的调整就是合理的。

问题的修改必然会对系统评价的实施产生一定的影响，而方案也需要修订。通常在修改问题之前所进行的文献检索（第 2 步）也需要精化，并有可能要根据问题的变化重新进行检索。研究选择标准也需要修改，例如，在案例研究 2 里有关饮用水加氟安全性的系统评价中，就根据系统评价起始部分汇总的有关可用证据质量程度和范围方面的信息对原始问题做了修改，从而改变了研究选择标准，这些信息都在该系统评价已发表的报道中详细阐述（www.york.ac.uk/inst/crd/fluorid.htm）。系统评价人员不应在问题构建和修改方面节省笔墨，而应当明确表述对问题所进行的修改，并阐明哪些问题是事先构建的，哪些是在系统评价实施过程中生成的。

（译者注：在实践中，特别是对于初学者，尽管起初设计得很好，但时常会有一些开始没有预料到的问题出现。再者，对于构建的问题及方案来说，也是一个边实践边优化的过程，所以这种情况很正常。）

第 1 步总结：构建问题

评价系统评价类文献的关键点

- 审查摘要和引言部分以检查系统评价是否基于预先确定的问题。
- 审查方法和其他部分以检查在实施系统评价过程中是否对问题做了修改。
- 我们能够确定对研究结果的了解没有不当地影响这些问题吗？

实施系统评价的关键点

- 在开始实施系统评价之前就应当以明确清晰的形

式详细说明系统评价所要解决的问题。

- 问题应当结构化，例如与系统评价中待解决问题相关的人群、干预措施、结果和研究设计。

- 人群特征、干预措施的不同、结局变化以及研究设计的多样化都可能影响系统评价的结果。在这一阶段应慎重考虑这些因素的影响。

- 系统评价中的问题一旦确定下来，必须经过慎重考虑才能对方案进行修改。有时，着手进行系统评价之后，定义人群、干预措施、结局或研究设计的替代方式才趋于明显。在这种情况下，修改原始问题是合理的，但是所做的修改不应受研究结果的左右。

第2步：识别相关文献

识别相关文献时做到严谨、缜密对实施系统评价至关重要，这一步会受到尽可能多地获取相关研究的渴望的驱动。在已发表的系统评价中，文献检索通常都概述得过分简单，以至于其他人无法对其进行复制。根据系统评价的主题，好的检索方法能够在简单或相对复杂之间进行变化。有些文献检索是系统评价初学者力所能及的。

全面的文献检索包括一些多阶段的、重复的过程。首先，我们需要根据相关资源（比如电子文献数据库、知名的主要的文献和系统评价文章的参考文献、相关期刊等）生成文献列表。其次，我们需要筛选出与系统评价问题相关的文献，获取所有可能相关研究的完整稿件。最后，我们需要仔细查看这些稿件，确保最后的纳入和排除决定是以明确的研究挑选准则为基础的。从一些研究的参考文献中我们会找到更多潜在相关的文献，获取稿件并对其相关性进行检验的循环会再次进行。这些过程最终会让我们得到一系列的研究来作为实施系统评价的基础。在对系统评价进行报道时，我们需要制定一个识别研究过程的流程图（框2.1）。本步骤展示了识别相关文献的基本原则，包含了流程图的诸多方面。

第1步：构建问题
↓
第2步：识别相关文献
↓
第3步：评价文献质量
↓
第4步：汇总证据
↓
第5步：解读研究结果

系统评价中效果的精确性是指它的不确定性。由于检索不充分只识别了一小部分可用于研究，这就可能会造成不确定性，从而导致汇总效应具有宽泛的可信区间。**不精确性**是指由偶然而非**偏倚**产生的不确定性

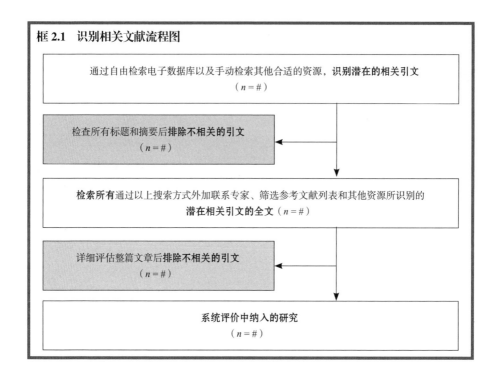

框2.1 识别相关文献流程图

通过自由检索电子数据库以及手动检索其他合适的资源，**识别潜在的相关引文**
（$n = \#$）

检查所有标题和摘要后**排除不相关的引文**
（$n = \#$）

检索所有通过以上搜索方式外加联系专家、筛选参考文献列表和其他资源所识别的
潜在相关引文的全文（$n = \#$）

详细评估整篇文章后**排除不相关的引文**
（$n = \#$）

系统评价中纳入的研究
（$n = \#$）

2.1 生成潜在相关文献一览表

系统评价发现的精确性和真实性都与文献识别过程的综合性直接相关。不论电子检索还是手动检索，其最初目的都是尽可能全面地获得文献，从而解决系统评价中提出的问题。因此，检索策略（检索术语和检索资源）将取决于问题的组成部分。妥善地构建问题是一个有利的开端。实际上，制定检索策略需要重复多次，所以我们应该做好准备进行艰难的工作。然而，系统性的方法（与下文概述类似）能迅速让我们获得相当有效的策略。

电子生成可能相关文献的列表涉及的步骤包括选择相关数据库、制定适当的检索术语组合以及从

> **系统评价真实性**是指最小化**偏倚**所用的方法。**偏倚**要么夸大、要么低估评价中查找的"真正"效应。检索不充分可能会优先识别有特定正面或负面效应的研究，从而引起**偏倚**

检索中获取文献。系统评价一开始进行的检索可能会在之后进行更新，这取决于完成系统评价所花费的时长。

2.1.1 选择相关的检索数据库

没有哪个数据库能够包含所有卫生保健期刊中的全部出版物。严谨的系统评价人员通常会检索多个数据库。那么如何确定数据库的覆盖范围呢？这在很大程度上取决于系统评价中的主题。试比较案例研究 2（框 C2.1）和案例研究 3（框 C3.1）中所检索的数据库类型：其差异主要是由系统评价的主题性质不同而产生的。有许多数据库可以使用，我们可以咨询当地的图书管理员或查阅数据库指南。框 2.2 中列出了一些常用的数据库。

大多数系统评价都检索 MEDLINE 和 Embase 这样的通用数据库，这些数据库涵盖了很多相同的期刊。MEDLINE 由美国国家医学图书馆创立，以北美文献为主。Embase 则重点纳入欧洲的期刊，并且涵盖了很多药理内容。当地医学图书馆或专业团体允许免费访问 MEDLINE 和 Embase。使问题更复杂的是，电子数据库有许多不同的商业软件界面，例如 Ovid，Silverplatter，Knowledgefinder 等。它们的检索模式比较灵活，也方便使用，却比互联网上通过 PubMed 界面免费访问 MEDLINE 昂贵得多。在 PubMed 界面，通过它的"相关文章"功能还有额外的检索功能，可根据与已知相关文献的相似性获取其他文献。

医学主题词（**MeSH**）或医学主标题是在 MEDLINE 数据库中检索文献所用的控制词。其他文献数据库采用类医学主题词的术语

检索敏感性是某一检索策略识别相关研究的比例，用占据针对既定主题的所有相关研究的百分比来表示。它衡量了检索方法的全面性。不要将其与诊断试验灵敏度混为一谈

框 2.2　重要的医疗卫生研究数据库

（译者注：这些数据库的网址有些会发生变动，因此下述提供的网址有的可能是失效的，需要使用时在搜索引擎中输入主题即可找到最新网址。）

通常会选用的数据库

- **MEDLINE**（可通过 www.ncbi.nlm.nih.gov/PubMed 网址下的 PubMed 免费使用）

  自 1966 年以来的生物医学文献的书目记录（有的有摘要，有的没有摘要）。

- **EMBASE**（www.embase.com）

  自 1974 年以来的生物医学文献记录。

- **科学文献索引**（Science Citation Index）

  （thomsonreuters.com/products_services/science/science_products/scholarly_research_analysis/research_discovery/web_of_science）

  通过科学文献索引中的文献检索来电子锁定关注相同主题的其他文献，以此来利用电子数据库或手动检索出的相关研究，进一步识别相关的文献。

选用有具体关注点的数据库

- **Psyclnfo**（http://psycinfo.apa.org/psycinfo/）

  自 1967 年以来的心理学以及相关行为和社会科学的文献记录（译者注：该库当下网址为 http://www.apa.org/pubs/databases/psycinfo/index.aspx）。

- **CENTRAL**（考科蓝对照试验中心注册库，www.thecochranelibrary.com）

  考科蓝协作机构识别的卫生保健临床试验记录，包括众多 MEDLINE 和 EMBASE 中的文献以及不包含在这些数据库中的文献。考科蓝图书馆 2009 年第三期，CENTRAL 中大约有 500000 个试验。

- **CINAHL**（护理及联合卫生文献累积索引，www.cinahl.com）

  有关护理和联合卫生学科所有方面的文献记录（译者注：该库当下网址为 https://www.ebsco.com/products/research-databases/the-cinahl-database）。

- **NHS EED**（英国国家卫生服务系统经济评价数据库，**www.crd.york.ac.uk/crdweb**）

  通过定期检索文献数据库以及手动检索主要的医学期刊而识别的针对医疗干预所进行的经济评价类文献的结构化摘要。

- **MIDIRS**（www.midirs.org）

  产科医师、助产士和消费者用户可用的广泛的参考资源。

- **会议论文索引库**（Conference Papers Index，http://ca2.csa.com/factsheets/cpi-set-c.php）

  会议报道记录。

- **研究注册库**（Research Registers，针对正在进行的研究）

选取注册库的指南为 www.york.ac.uk/inst/crd/htadbase.htm。

英国临床研究网，投资组合数据库，http://public.ukcrn.org.uk/search。

同期对照试验 Meta 注册，http://controlled-trials.com。

www.nci.nih.gov/clinical_trials。

• **SIGLE**（灰色文献信息系统，**www.stneasy.fiz-karlsruhe.de**）

包含欧洲纯粹的、应用自然科学的和其他领域的非常规（所谓的灰色）文学的文献数据库（译者注：该数据库当下的网址为 http://www.opengrey.eu/）。

见框 C2.1、C3.2、C5.1 和 C6.1 中一些在案例研究中检索的其他数据库。

2.1.2　检索电子数据库的检索术语组合

简单说来，制定合适的检索术语组合涉及合并那些代表评价问题各组成部分的自由文本词和控制词（医学主题词或类医学主题词术语）。

如框 2.3 中所示，我们应该首先审查与系统评价相关的人群、干预措施、结局和研究设计。对这些组成部分的每一项，都应该编制一份研究文献作者可能会在其研究中使用的词汇一览表。通过审查已知的相关研究，我们可以识别出一系列拼写不同的同义词，从而为检索提供自由文本词。我们同样需要编制一份数据库索引器在记录文献时可能会用到的控制词一览表。有很多种方法可以识别相关医学主题词或类医学主题词的术语，比如说，我们可以浏览在已知相关研究中建议索引的关键词（常见于摘要末尾），检查在我们想检索的数据库中究竟是如何索引这些关键词的。需要记住的是，索引器不会总是遵循作者的想法。每一个数据库都有它自己的主题词表或索引结构，而我们可能会想要参

布尔逻辑是指检索术语之间的逻辑关系。

布尔运算符"和""或""非"是在文献检索时用来纳入或排除电子数据库中的某些文献的。下面举例说明了这些运算符在 PubMed 中的运用。

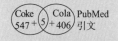

Coke=**552**

Cola=**411**

Coke 和 Cola=**5**

Coke 或 Cola=**958**

Coke 非 Cola=**547**

考这些，来找到其他额外的医学主题词。有的数据库可以将我们所选的自由文本词映射到它们的索引列表中的医学主题词，从而使这项任务更加容易。但在选择检索术语时，必须确保包含了足够数量的自由文本词和控制词来代表问题中的每一个组成部分，这样可以提高检索灵敏度，增强获取大比例相关研究的能力。

下一阶段就是组合我们所选择的词汇和术语来捕获问题的各个组成部分，这是由布尔逻辑来完成的。布尔逻辑通常使用"和""或""非"运算符来创建检索术语引用组合。例如，结合"coke OR cola"会检索到包括这些术语中的一个或两个的所有文献，结合"coke AND cola"只能检索到包含这两个术语的文献。结合"coke NOT cola"能检索到只包含术语"coke"的文献，从而排除了带有术语"cola"的所有文献。不用说，应当谨慎使用"非"这一运算符。总之，运算符"或"是用来合并能捕获问题的一个组成部分的所有词汇和术语的。我们检索的每个组成部分都会得到大量文献集。如此一来，我们就可以用运算符"和"将它们合并起来，从而获得一组与问题所有组成部分都相关的文献的集合。

框 2.3 只展示了 MEDLINE 数据库的检索术语组合。任何针对 MEDLINE 的检索术语组合都需要进行改编以适应每一个需要检索的其他数据库的特性，这可能需要专业支持。改编并不容易，尤其是不同的数据库采用的是不同的术语和索引结构。但我们不应该忽略我们的目标，即对系统评价中提出的问题做出有效回答。大量证据表明，如果将检索范围限定在几个数据库中，就容易使系统评价产生偏倚。我们的检索范围越广，得到精确而有效的答案的可能性就越大。

框 2.3 如何创建搜索电子文献数据库的检索术语组合

Ovid MEDLINE 数据库检索术语组合示例

自由式问题 在手术终止妊娠的女性中，抗生素预防治疗能减少术后感染风险吗？

结构式问题（不一定需要检索所有的组成部分）

- 人群 接受人工流产的孕妇
- 干预措施 使用抗生素进行预防

  比较：安慰剂或不干预（未在检索术语组合中使用）
- 结局 术后感染
- 研究设计 试验性研究（未在检索术语组合中使用）

问题组成部分和相关检索术语	术语类型		布尔运算符
	自由文本词	医学主题词	
人群：接受人工流产的孕妇			
1.（终止 $ adj3 怀孕 $）.tw	×		或（捕获 人群）
2.（不想要 $ adj3 怀孕 $）.tw	×		
3. 流产 $.tw	×		
4. exp *流产引起的* /		×	
5. exp *不想要的怀孕* /		×	
6. or/1-5			
干预措施：使用抗生素进行预防			
7. exp 感染控制 /		×	
8. exp 抗感染药物 /		×	或（捕获 干预措施）
9. exp 抗生素 /		×	
10. 抗生素 $.tw	×		
11.（抗生素 adj3 预防 $）.tw	×		

问题组成部分和相关检索术语	术语类型		布尔运算符
	自由文本词	医学主题词	
12.（抗菌 $ or 抗微生物 $）.tw	×		或（捕获
13. or/7-12			干预措施）
结果：术后感染			
14. exp 细菌感染 /		×	
15. exp 术后并发症 /		×	
16. 脓毒症 /		×	
17. exp 流产感染 /		×	
18. exp 子宫内膜炎 /		×	
19. exp 子宫附件炎 /		×	
20.［术后的 adj3（感染 $ or 污染 $ or 并发症 $ or 发热 $）］.tw	×		或（捕获 结果）
21.（脓毒症或脓毒性的）.tw	×		
22.［细菌的 $ adj3（污染 $ or 感染 $）］.tw	×		
23.［流产后的 $ adj（感染 $ or 并发症 $ or 污染 $）］.tw	×		
24. 子宫内膜炎 .tw	×		
25. 盆腔炎性疾病 .tw	×		
26.（脓毒性的 adj3 流产 $）.tw	×		
27. or/14-26			
28. and /6,13,27			和（合成所有部分）

Ovid Medline 的命令和符号

$ 截尾，例如 pregnan$ 可搜到 pregnant，pregnancy 和 pregnancies

adj   相近和邻近检索，例如 terminat$ adj pregnan$ 表示这些术语相互紧挨出现，terminat$ adj3 pregnan$ 表示它们之间有 3 个其他词汇

.tw   文本词检索，例如 abortion$.tw 即检索标题或摘要中的文本词

/   医学主题词检索，例如 abortion induced/ 也就是检索索引术语中的医学主题词

| exp | 分解医学主题词，例如 exp abortion induced/ 指检索此医学主题词以及在树形结构中 abortion 医学主题词下更低阶的医学主题词，如优生流产、合法流产、治疗性流产、多胎妊娠减胎术 |

相关选择标准见框 2.5。

依据英国皇家妇产科学会（ROCG）临床管理建议第三条（www.rcog.org.uk/mainpages.asp?PageID=318）。

2.1.3 检索研究设计

　　研究设计是系统评价问题中一个重要的组成部分，可以用来改善检索策略。举例来说，为识别已发表的和未发表的临床试验，我们会检索专家合集，比如考科蓝对照试验中心注册库（CENTRAL）和正在进行中的试验研究注册库（http://controlled-trials.com）。在针对随机研究进行的系统评价中，通常这些都是首先检索的数据库，但针对其他研究设计的此类合集却很少。

　　通用数据库对一些研究设计设有主题索引，但仅有这一项对检索来说是不够的。因此，信息专家开发了获取有特定设计研究的检索术语组合（也称检索过滤器）。在检索通用数据库时常常使用这样的检索过滤器，例如，在 PubMed Clinical Queries 中（www.ncbi.nlm.nih.gov/corehtml/query/static/clinical.shtml）或在其他卫生技术评估网站中（如 www.york.ac.uk/inst/crd/intertasc/）可以使用的过滤器。一些过滤器的设计目的是为了进行快速检索，以支持日常的循证实践，它们能使检索更加精确，但这必然是以灵敏度为代价的。也就是说检索过滤器搜索出来的文献中有很大一部

> **检索精确性**是指某种检索策略识别的相关研究的比例，用该策略识别的所有研究（相关和不相关的）的百分比来表达。它评价的是某一检索排除不相关研究能力。不要将其与效应精确度混为一谈

分是相关的，但是也会遗漏很多相关文献，因为这些文献没有用过滤器可以识别的方式编入索引中。而系统评价应以尽可能全面的检索为基础，因此文献遗漏是个重要的缺点。当然也有例外，在针对随机试验的系统评价中，索引有关设计的术语更为合理，针对治疗问题可能会使用现有过滤器的精心改编版（见案例研究 3）。案例研究 5 展示了如何使用定性研究设计过滤器（框 5.1），案例研究 8 阐明了如何使用观察性研究设计过滤器获取与不良反应相关的文献。

> **研究设计过滤器**采用检索术语组合获取拥有特定设计的研究文献

2.1.4　参考文献列表和其他来源（例如期刊、灰色文献、会议论文）

由于在电子文献数据库中对文章和期刊的索引存在不准确性和不完整性，故而需要检查其他文献资源。已识别的研究和相关系统评价的参考文献提供了丰富资源来查找潜在相关的文献。如果识别在电子数据库起始日期之前的研究就能满足需要的话，可以手动检索 Index Medicus and Excerpta Medica（如案例研究 2 所示）。除此之外，也要检索重点期刊最新的几期，以此识别尚未录入电子数据库或尚未被其资源引用的最近的研究。对于某些期刊中发表的研究，它们从编入 MEDLINE 的索引直到最终出现在数据库中是需要花费一段时间的。

很多以技术报道、讨论稿或其他格式发表的研究并没有包含在主要的数据库和期刊中，但其中一些可能在灰色文献信息系统（SIGLE）、国家技术信息服务部（www.ntis.gov）和英国国家报道文学书目（www.bl.uk/）这样的数据库中创建索引。专业研究机构和专业团体的图书馆可能也是另外一个可用来检索灰色文献的有用资源。论文同样也可以作为获取其他未发表研究的途径，它们一般都记录于学位论文摘要以及护理和联合卫生文献累积索引（CINAHL）这样的数据库中。会议论文可以提供正在进行中的研究以及已完成研究的信息，这些信息可通过科技论文索引、会议论文索引和大型研究图书馆的目录来获取。

2.1.5　识别正在进行的研究

只有在少数保有前瞻性综合研究注册库的领域，才能保证最小化研究检索偏倚风险。这些研究注册库可提供已完成的或进行中的研究信息。框2.2列出了一些可检索正在进行中的研究的电子资源。很多制药公司将其研究结果保存在私有数据库中，应请求才偶尔对外开放（如案例研究1所示）。

2.1.6　互联网检索

这就是对于研究的出版和使用日益增加的原因。通过互联网就可以使用许多上述的电子数据库。万维网也能用于识别研究人员和制造商，以及完成的和进行中的研究。考虑到网络的广泛性，任何一次尝试对其进行严谨的检索都是一项重大的任务，因为要浏览成千上万的网页。所以就需要研发一种结构化的方法，如使用元搜索引擎（如Dogpile-www.dogpile.com 或谷歌 www.google.com 等）或使用聚焦医疗的搜索引擎（如研究转化实践

> 研究检索中的**偏倚**要么夸大、要么低估评价所寻求的"真正"效应。由于检索不充分会优先识别带有特殊正面或负面效应的研究，从而引起**偏倚**

www.tripdatabase.com/ 或 Intute-www.intute.ac.uk/
等）。有时，查找专家预选的证据会更加有效。英
国医学杂志集团（BMJ）和麦克马斯特大学的健康
信息研究中心提供了对当前最佳研究证据的查询，
这些证据均按照个人的医疗兴趣予以调整，以此来
支持循证临床决策。研究人员预先评价文献（来
自 130 多种最初临床杂志）的质量，然后由至少 3
名世界性执业医师小组的成员来评价其临床相关
性和意义。http://plus.mcmaster.ca/EvidenceUpdates/
Default.aspx。

2.1.7　寻求专业意见

　　通读完本部分之后，你可能会感觉文献识别超
出了你现有的检索技能范围，还需要一些专业意
见。许多专业评价人员是在信息专家的帮助下进行
文献检索的。当地图书管理员或许能够提供帮助，
他们可能会让你使用能够进行系统文献检索的信息
服务器。在相关的考科蓝协作组织系统评价小组注
册自己的系统评价使你能够进行专业检索。很多系
统评价小组都已经在他们的主题中开发出了全面的
检索策略，还有专门的注册器。

2.2　文献检索和管理

　　为有效管理文献识别过程，就要把通过检索获
取的文献导入计算机程序中来进行参考文献的管理
（例如参考文献编纂器，ProCite，EndNote）。创建
系统评价主文献数据库涉及整合来自各种资源的所

考科蓝协作组织是
一个国际合作组织，其
目的在于通过筹备、维
护和确保对干预措施系
统评价的可及性，来
协助对医疗卫生主题
进行知情决策（www.
cochrane.org）

有文献。文献管理软件的嵌入式功能能够轻松检测到精确和不精确的全文（即相同文章的标题、作者或期刊名称以不同的方式引用或陈述）。软件的其他功能还包括通过用户创建定义字段来添加文献标签，以此增强对文献选择过程的排序和文档编制。对一些资源（如 CENTRAL）的检索无法直接输入主文献数据库中，这些资源中的文献必须通过简单的文字处理软件进行详细检查和管理。除此之外，对非电子资源（如已知文章的参考文献）的检索可以手动管理。最终许多文献都必须通过手动的方式才能进入系统评价的主文献数据库中。

2.3　筛选相关研究

挑选研究的目标就是利用文献列表来识别明确处理系统评价中所提出的问题的文章。框 2.1 中阐述了多阶段过程的这一部分。该过程包括定义研究选择标准、筛选文献以获取可能符合选择标准的所有研究的全文，以及筛选稿件，并做出最终的纳入或排除决策。

> **筛选相关文献**
> - 制定选择标准。
> - 选择相关文献。
> - 获取全文并选择相关文章。
> - 无语言限制

2.3.1　研究选择标准

从逻辑上来看，选择标准应当来自系统评价中的问题。框 2.4 展示了根据人群、干预措施、结局和偏好的研究设计方面所定义的一系列选择标准示例。最终只有符合全部纳入标准（而未符合任意一项排除标准）的研究才能纳入系统评价。为避免选择偏倚，纳入标准和排除标准都应当优先定义。

在定义选择标准的时候，我们应当问自己几个问题。

- 将不同的人群聚集到一起合理吗？
- 把不同的干预措施合并在一起合理吗？
- 临床上相关的结局是什么结果？
- 应当纳入或排除什么研究设计？

系统评价人员经常受到可能报道的方面而不是临床上重要方面的引导，但是选择具有临床意义的研究比选择涉及替代结果的研究更可取（第1步）。不论有关研究选择的决策是什么，都将对系统评价的其余部分产生影响。选择标准的宽泛或狭隘都取决于我们这些评价人员。过于宽泛的标准会使研究合成变得困难，过于狭隘的标准会降低系统评价发现的适用性，两者兼顾则能提高研究发现的适用性。比如，对人群采用自由纳入标准，就可以在不同的人口亚组中探讨有关效应变化的问题（框4.5）。

纳入具有最稳健设计的研究，这是最理想的状态。但实际上，在开始着手实施系统评价之后，对可用文献的类型和数量就会有一定程度的了解，而这些了解就有可能影响涉及研究设计的标准。如果要根据初始检索所得的信息来修改选择标准，就要给出修改的合理原因，并对这些修改进行明确的报道。若尚未进行（案例研究2）或者缺乏（案例研究3）具有稳健设计的研究，说明研究设计的纳入标准可能就要考虑在方法上质量较差的研究了。这种方法可以用在以总结目前现有的证据来做决策为目标的系统评价中，如案例研究2、3、6所示。如果一篇系统评价中含有多种研究设计，就会对研究

质量评价（第3步）、研究合成（第4步）和主要
以方法上较优越的研究为基础的发现解读（应谨慎
对待，第5步）产生影响。

框 2.4 研究选择标准的一些示例

自由式问题 在进行手术流产的女性中，抗生素预防治疗可以减少术后感染的风险吗?

结构式问题 （框 2.3）

问题组成部分	纳入标准	排除标准
• 人群	进行手术流产的孕妇	其他手术
• 干预措施	抗生素与安慰剂或无治疗相比较；不同抗生素之间的比较	缺少比较
• 结局	适当的微生物技术证实的术后感染	未证实的感染
• 研究设计	试验性研究	观察性研究

自由式问题 对饮用水加氟以预防龋齿安全吗?
结构式问题

问题组成部分	纳入标准	排除标准
• 人群	通过公共给水获取饮用水的人群	无供水来源
• 干预措施	自然产生或人为添加的加氟的饮用水与不加氟的饮用水相比较	缺少比较
• 结局	癌症、骨折和氟中毒	其他结局
• 研究设计	试验性研究 观察性研究（队列、病例 – 对照、横断面和前后对照研究）	病例系列 病例报道

见案例研究 2 的相关系统评价。

自由式问题 在众多可用的抗菌产品中，哪些可以促进难治创面患者的痊愈?
结构式问题（框 1.3）

问题组成部分	纳入标准	排除标准
• 人群	有难治创面的成人	其他创伤
• 干预措施	全身和局部抗菌制剂对比安慰剂或无抗菌剂；不同抗生素之间的比较	缺少比较
• 结局	创面愈合	未评估创面愈合
• 研究设计	随机对照试验	病史对照研究
	非随机的试验性研究	病例对照研究
	有同期对照的队列研究	

见案例研究 3 的相关系统评价。

框 1.4 中简单描述了各种研究设计。

2.3.2　筛选文献

　　首先，对检索相关文献资源所生成的文献列表应当充分应用选择标准。文献中经常只包含有限的信息，因此任何看上去潜在相关的标题（和摘要）都应暂时纳入，并依据全文来进行考虑。不过，许多文献都明显无关，这些文献在本阶段中就可以直接排除了。两位评价人员各自进行文献筛选，而任一系统评价人员认为相关的文献，就要获取其完整资料。这一过程的结果因系统评价人员不同而异。

2.3.3　获取全文

　　去最近的医学图书馆就可以找到我们从当地所能获取的期刊列表和日期。但是，首先要在互联网上搜索可免费获取的期刊（www.freemedicaljournals.com），然后下载电子文章。当地的机构或图书馆可能也可以订阅无法免费获取的电子期刊，如此一来就能快速获取很多近期的出版物。下一个步骤就是获取从图书馆以及互联网所无法使用的文章，这一步会耗费大量的时间，而来自当地图书管理员或是专业团体中的图书管理员的帮助则是极其宝贵的。必要时就要直接给作者写信以索取论文。

2.3.4 选择研究

检查完所有潜在相关文献的全文之后，就应当做出最终的纳入／排除决策。我们应当审慎评价这些文章中所包含的信息是否符合标准。许多最初虽纳入但不确定的文献都在这一阶段被确定地排除掉了。这时，创建一个有关排除研究的列表是很有帮助的，表中可以详述每一种排除的原因。这么做不会浪费很多时间，此外，将该表作为系统评价的一部分也提高了报道的质量。将系统评价投稿至某印刷期刊以期发表时，由于空间受限，可能无法包含这一部分。但是这些细节可能会由期刊的电子版提供，或者可应要求由我们来提供。

应有两位评价人员各自评价文献和资料以进行选择，因为即使预先设定了明确的纳入标准，有关纳入／排除决策仍可能相对主观。例如，当以研究设计相关的标准进行选择时，评价人员可能会因为文章中的报道不明确而对研究纳入或排除产生不同的意见。选择标准最初可在研究的一个子集中试用，其中的重复评价可以让系统评价人员评定是否能以一致的方式使用这些标准。如果在试验阶段，两名评价者之间就很少达成一致，可能就需要修正选择标准了。一旦理清了这些问题，随后任何的分歧往往都是因为简单的疏忽而造成的，可以很容易地解决并达成共识。但有时可能需要第三位评价人员的仲裁。要谨慎对待只有一位作者的系统评价，这种系统评价很可能在选择研究时出现误差（译者注：随着系统评价知识的普及，期刊编辑及审稿专家在该领域愈发专业，故当下只有一位作者的系统评价几乎无法在正式刊物上发表。再者，本团队亦不赞成系统评价由单人完成）。

2.3.5 对重复出版的研究的选择

系统评价制作者经常会碰到同一个研究的多种发表作品。有时确实是重复的，但有时是连续性出版物，且越是近期的报道中参与者的数量越多，或是随访时间越长。纳入重复数据必然会使系统评价中数据的合成产生偏倚，尤其是在得到阳性结果的研究会更有可能被重复的情况下。然而，检查同一研究的多种报道能为我们提供有关其质量和其他特征的有用信息，而这些信息是从单一报道中无法获得的。因此，所有这类报道都需要查看。但是，只能对规模最大、报道最完整、随访时间最长的报道中的数据进行一次统计。（译者注：时常会有一个研究项目发表不同的论文，而不同的论文有时会涵盖相同的研究对象，因为这些都是从一个数据库中抽取的资料。例如某项研究随访半年发表一篇，随访两年又发表一篇。对这类研究的鉴别，最佳办法就是遵照"PICOS"进行比对，而非文章的作者。）

2.4 发表偏倚及其相关偏倚

识别所有相关研究都取决于它们的可及性。有些研究可能不易获取，其原因如下。

- 结果中缺乏统计学意义。
- 报道的类型和语言。
- 发表的时间。
- 在数据库中的索引。

在一些研究中，干预措施是无效的，这种研究能发表的可能性就很小，或是以不易被访问的格式发表。发表偏倚可能也涉及一些研究，其报道的某些阳性效应与最盛行的观念相悖。无法识别这些研究的系统评价无疑会夸大或低估干预措施的效应，从而产生发表偏倚。因此，采用系统性的方法追踪不易获得的研究，对于避免系统评价中的偏倚至关重要。希望在未来的研究中，伴随着对初始研究前瞻性注册的发展，研究被忽略这个问题将不再这么突出。在实现这个目标之前，有必要全力检索以防止系统评价中出现发表偏倚。在第4步中，我们会看到在系统评价中如何使用漏斗图分析来检查发表偏倚及其相关偏倚的风险（框4.8）。

发表偏倚据称是研究有发表的可能性造成的，因研究对审稿人的可及性只与其结果的显著性相关，无论其质量如何

2.4.1 检索多个数据库

有证据显示若将检索范围限制在少数几个数据库中会更容易产生偏倚。我们应尽可能广泛地撒网以获取尽可能多的文献。案例研究2和3展示了严谨的评价人员在检索文献时所能达到的程度。同理，如果要谨慎地实施系统评价，我们就必须检索

出多个（重叠）文献资源。

2.4.2　研究选择中的语言限制

没有任何理由排除那些使用我们无法阅读或理解的语言出版的文章。越来越多的证据表明，得到阳性发现的研究更有可能在英文期刊中发表，而非英语国家中那些得到阴性发现的研究则经常在本土语言的期刊中发表。因此，如果检索仅限于英文，就更有可能获取到那些有阳性发现的研究，从而产生偏倚。除此之外，语言限制可能还会降低 Meta 分析中汇总效应的精确度。基于这些原因，找一些翻译工具可能会大有裨益。如果我们的系统评价在相关的考科蓝系统评价小组注册，就可以获得帮助来处理外文论文。否则，我们就要通过获取翻译工具的访问权限或请求他人来提取必要数据，才能解决这一问题。很遗憾，要解决这些问题没有捷径。

第 2 步总结：识别相关文献

评价系统评价类文献的关键点

- 审查方法部分看检索是否全面。
- 审查检索术语组合是否来自问题。
- 列出识别原始研究所检索的资源（如数据库）。
- 是否遗漏相关资源？
- 是否有日期和语言等方面的限制？
- 选择标准是否优先设置？对其应用可靠度如何？
- 是否实施分析以检查发表偏倚及其相关偏倚的风

险（见第 4 步）？

- 相关研究遗漏的可能性有多大？对系统评价的结论有什么潜在影响？

实施系统评价的关键点

- 研究检索范围要广泛，筛选过程应最小化偏倚。

- 检索术语组合应当由问题产生，并尽一切可能扩展检索范围，从而尽可能多地获取潜在相关文献。应当检索多种资源（电子的和印刷的）。在评价实施的末期，可能要更新起初的检索，而这取决于系统评价所花费的时间长短。

- 采用系统性的方法来管理文献，从而有效地实施评价。

- 研究选择标准应直接来自评价问题，需优先设定并进行试用，检验其应用是否可靠。

- 筛选文献时，应充分应用选择标准来检索所有潜在相关文献的完整手稿。

- 应在检查完完整的手稿之后做出最终的纳入 / 排除决策。还应记录纳入和排除的原因。

- 在检索或研究选择过程中不应有语言限制。

- 应当重复进行文献和手稿的独立评估，以减少研究选择中评判误差的风险。

- 如果可行，应当实施分析，以便探究发表偏倚及其相关偏倚的风险（见第 4 步）。

第3步：评价文献质量

系统评价纳入研究的质量是其结论的致命要害，这一点怎么强调都不过分。因此，系统评价的每一步都应该考虑研究的质量。一篇研究的质量可以定义为在该研究的设计、实施和分析中采用各种方法最小化偏倚和误差的程度。在构建问题（第1步）和选择研究（第2步）时，我们已经简略地把研究设计的重要性视为研究质量的一个通用标记。这个方法有助于粗略定义可接受的最低研究设计，从而保证了质量的最低水平。

一旦选取了可接受的最低质量的研究（依据其设计），我们就可以用更精确的方法对证据质量进行深入的严格评价。第3步解释了如何创建和使用检查表对纳入研究的质量进行详细评价。在稍后的证据合成（第4步）和解读（第5步）中会用到这些精确而详细的质量评价。通过这种方法，检查表将有助于评判评价中所整合的证据力度。在本步骤中，我们将把重点集中在与干预措施效力相关研究的质量评价上。本书中的案例研究部分给出了对干预措施安全性研究（案例研究2）、诊断试验准确性研究（案例研究4）、定性研究（案例研究5）、教育效力研究（案例研究6）和药物不良影响研究（案例研究8）的质量进行评价的细节。

第1步：构建问题
↓
第2步：识别相关文献
↓
第3步：评价文献质量
↓
第4步：汇总证据
↓
第5步：解读研究结果

偏倚要么夸大、要么低估干预或暴露的"真实"效应

3.1 创建研究质量评价检查表

质量评价通常是以评价研究的设计、实施和分析（通常称为质量项目）等各个方面为基础的，任何有缺陷的证据都可能造成偏倚。我们可以从众多已经出版的对医疗文献进行严格评价的指南（见网址 www.cche.net/usersguides/main.asp 中对循证实践的用户指南）中的某一个找到质量项目。这些指南通常是为支持循证实践而编写的，并根据在构建问题（第 1 步）时所描述的临床查询的性质，为评价个体研究提供建议。可以把这些指南中所列的项目作为基础来创建检查表，从而对评价中所纳入的各个研究质量进行深入评价。

有许多已经出版的质量评价清单可用于系统评价，但是需要注意的是，其中大多数都缺乏科学严谨性。各种清单都很重视质量项目的整体范围，有些项目却与偏倚不相关。通过给各项目分配数值，一些清单创建了一个数值范围，试图给每项研究提供一个整体的量化质量评分。根据研究对质量项目的符合状况，很多清单将它们熟练地分为低质量亚组或高质量亚组。如果我们过度自信，为我们的系统评价随意选取其中一个已发表的质量清单，可能就会遇到麻烦。若是仔细检查，可能会发现检查表中的项目并不是每一项都与我们的系统评价相关，并且有些相关的项目也没有包括在清单中。举例来说，大多数清单都会强调对不知情结果的评价。施盲可能对明确结果（如死亡率）不是特别重要性，但在评价主观结果（如疼痛）时是最基本的要求。

系统误差（或**偏倚**）会导致效应整体偏离"真实"情况，要么高，要么低。

随机误差是偶然所致，导致效应不精确（宽泛的可信区间）

本书中对**研究质量评价清单**的索引如下。

框号	研究对象
C2.2	干预措施的安全性
C3.3	干预措施的效力
C4.3	诊断的准确性
C5.2	定性研究
C6.3	医学教育研究

给各项目制定数值来给质量评分可能并不适用于所有的评价，使用低－高二分法所采用的标准也存在武断性，同样不适用于所有的系统评价。而选择不同的清单甚至可能会在面对同一组研究时生成不同的质量评价。这一情况使人感到担心。

在这种情况下，我们应该清楚，那些已发布的指南，无论其针对的是为循证实践进行的严格的研究评价还是为系统评价进行的研究质量评价，其性质大多都是泛型的。最终，还是要考虑针对我们所提问题的各个方面来调整这些项目，使其适用于我们的系统评价。如果幸运的话，有关同一主题的现有系统评价或许已经创建了合适的质量清单。在这种情况下，再创建一个评价清单就没有意义了，而且使用现有的清单还可增强我们的系统评价与其他关注相同主题的系统评价之间的可比性。若现有的清单中没有合适的，那么就必须创建一个。我们需要仔细审慎地识别评价质量的各个项目。如何鉴别哪些项目对系统评价来说是很重要的呢？与系统评价中问题相关的研究可能容易受到特定偏倚的影响，而这些偏倚是与研究的开展方式以及分析数据的方式相关的。所以，我们要做好准备去修改相关的泛型质量清单，纳入合适的其他项目，并删去不相关的项目。根据框 3.1 中描述的方法，框 3.3 和 3.4 中的示例，以及案例研究中的示范，我们就应该能为系统评价创建一个合理的质量评价清单了。

定义问题和选择标准

- 考虑所提问题的性质。
- 考虑相关研究设计的类型。
- 确定质量底线（研究设计底线）用以定义在选择中可接受的最低研究设计（第 2 步）。

创建或选择质量评价清单

　　从现有的质量评价工具中为评价的主题找到一个合适的。如果不存在适合的质量评价清单，考虑如下所示的相关质量项目来创建一个新的质量清单。

- 取决于评价性质的、与相关研究设计有关的泛型项目（通常可从已出版的严格评价指南或现有质量清单中获得）。
- 与系统评价问题中的人群、干预措施和结果有关的具体项目。

审查使用质量评价清单的可靠性

- 在将清单应用到所有已选取的研究中之前，在使用阶段评价其可靠性。

将质量评价整合于系统评价中

　　我们可能会在以下全部或几个方面用到质量评价。

- 描述系统评价所纳入的研究的质量。
- 探究质量差异，来解释各研究间效果的变化（第 4 步）。
- 对纳入研究观察到的效果所做的整合进行决策（第 4 步）。
- 协助判断推论的力度（第 5 步）。
- 对今后的研究如何能更好地开展提出建议。

3.1.1　泛型质量评价项目处理的研究中的关键偏倚

　　在创建质量评价清单时，系统评价人员需要考虑到很多泛型偏倚。偏倚的定义为研究产生系统性偏离"真实"结果的研究结果的趋势。偏倚有多种类型，这里我们将考虑影响研究（内部）有效性的 4 种关键偏倚，即选择性偏倚、实施偏倚、测量偏倚和失访偏倚（框 3.2）。在理想的情况下，研究

　　混杂是对比研究中的一种情况，即人群和结果同另一因素之间的关系扭曲了干预措施对结果的效应。这种情况会妨碍或导致与干预措施无关的结果

人员应当在初始研究中试着整体避免这些偏倚，但我们知道他们做不到。因此，必须很好地理解这些问题，才能在为系统评价进行研究质量评价时发现偏倚。由于一些研究的报道不充分，要发现偏倚或许是不容易的，甚至是不可能的。

框 3.2 展示了有力研究的简单研究设计。这些研究想要获得有效的结果就必须满足一个重要的条件，即在最初需要对比的各组应该是相似的，因为各组间有关预后的特征一旦出现不平衡，就很难让人相信结果的不同应归因于干预措施。严格来讲，这是由于混杂造成的。在将参与者分配到各小组时就出现了选择性偏倚，而审查是否设计并实施了恰当的方法来防止或最小化偏倚是很重要的。试验性研究采用随机的方法分配参与者（隐藏分配序列），生成在已知的、未知的和未测定的预后变量方面预计会保持平衡的需要对比的各组。这就是为什么一直强调在系统评价中聚焦随机试验的主要原因。

将参与者分配至各组之后，由于意想不到的干预或共同干预（例如非研究部分的其他治疗），就可能导致实施偏倚的出现。我们需要评价照护计划是否标准，还要评价研究人员和参与者是否对入组分配不知情。同时我们还需要审查是否存在出现测量偏倚的风险，尤其要审查评价结果是否是主观性的，并检查是否未就入组分配事宜对参与者和涉及查明结果的研究人员施盲。通过这种方法，施盲对防止出现实施偏倚和测量偏倚都将发挥重要作用。

为防止出现失访偏倚，需要进行意向治疗（intention-to-treat，ITT）分析，需要所有患者的数据。

> 研究（内部）**真实性**指的是其结果可能不存在偏倚的程度

> **偏倚**要么夸大、要么低估干预措施或暴露的"真实"效应

> 在**意向治疗（ITT）分析**中，根据研究对象最初的分配组进行分析，不论他们是否完全遵循干预措施，是否在最初分配后变更干预组，或提早退出研究

根据最初的入组分配，对参与者的结果进行分析，不论他们是否完全遵循干预措施，是否在研究过程中更换干预组，或是否在研究完成之前退出研究。如果选取的研究没有按照这个方法进行分析，我们自己也能进行计算，对退出人员进行完整的描述（数量和原因），包括脱离研究人员和失访人员的信息。如果从研究中退出的参与者及其结果都是未知的，那么就没有进行分析的理想方法了。可行的方法包括继续进行最终的结果评价，或者在敏感性分析中为缺失观察结果输入最好或最坏的结果。因此，若是失访的参与者过多，分析出来的效应就可能存在偏差。

框 3.3 展示了在考虑因某一系统评价的特定问题而产生的偏倚时，如何同时考虑关键的泛型偏倚，在该示例中系统评价关注的是不孕不育治疗方法的效力。本示例中，质量好的研究必须在实施干预之前对夫妻双方的不孕不育做整套的调查，并且对其随访足够长的时间以便检测妊娠情况。如此一来，就可以避免因对不孕不育的诊断检查不足以及随访时间不充分而产生的偏差影响，从而能够评价由治疗带来的妊娠例数是否多于对照组。在考虑泛型关键偏差时同时考虑这些问题就可以创建一个研究质量评价清单了。

正如之前所指出的那样，与选择、实施、测量和失访有关的偏倚就是各种关键偏倚中的一部分，并主要与效力方面的问题相关。如果我们的问题有关诊断准确性（案例研究 4）或成本效益（框 3.4）或医疗卫生的一些其他方面，就必须在制定质量清单时考虑与这些研究类型相关的偏倚了。

退出人员是指没有完全遵循干预措施，转而接受其他干预措施，选择退出或失访的参与者或患者。要用具有恰当的**敏感性分析**的**意向治疗**分析来处理退出人员

敏感性分析涉及在不同假设下，重复实施分析来检查这些假设对结果的影响。在出现**退出人员**的初始研究中，敏感性分析会重复进行分析，为遗漏的观察结果输入最好或最坏的结果，或继续评估最终的结果

评价干预效力的研究设计

简单描述

　　将来自相关人群的研究对象分配（随机或非随机）到可选择的干预组，并进行随访，以确定干预措施改善结果的效力。

包括关键偏倚的研究流程图

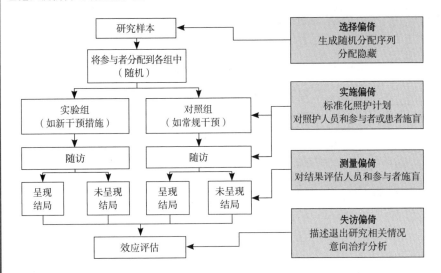

关键偏倚及其对研究质量评价的意义

偏倚的类型	相关泛型质量条目
选择偏倚 各比较组之间在预后或治疗反应方面的系统差异	生成随机序列将（大量）参与者分配到各组中 对照护人员和参与者分配隐藏情况（可在非盲性研究中进行）
实施偏倚 除需评价的干预措施之外所提供的照护方面的系统差异	标准化照护协议 对临床医师和参与者施盲
测量偏倚 各比较组之间在如何确定结果方面的系统差异	对参与者和结局评价者施盲

偏倚的类型	相关泛型质量条目
失访偏倚 各比较组之间在退出研究人员方面的 系统差异	意向治疗分析（或是完整的描述与退出研究人员相关的情况以允许实施此类分析）

见框 3.4 中基于这些偏倚的泛型质量条目。

框 3.3 为效力评价创建研究质量评价清单的示例

（1）定义临床问题

　　自由式问题：在因男性生育力低下导致的不孕不育的夫妻中，抗雌激素治疗能增加妊娠率吗？（见框 3.5 中的结构式问题）

（2）定义选择标准

- 问题性质　　　　　评估临床效力
- 研究设计　　　　　比较研究（框 1.4）
- 研究设计底线　　　纳入标准：试验性研究

　　　　　　　　　排除标准：观察性研究

（3）创建研究质量评价清单

1）*清单中的泛型质量条目（框 3.4）*

生成随机序列将患者分配到各干预组中

- 充分。

　　计算机生成的随机数字或随机数表。

- 不充分。

　　采用交替、病例报道号码、出生日期或工作日。

- 不明确或未陈述。

分配隐藏

- 充分。

　　非盲法研究中的集中实时随机化或药剂控制随机化，或者在施盲研究中将相同的容器连续编号。

　　防止临床医师和患者预知分配序列的其他稳健的方法。

- 不充分。

  采用交替、病历号码、出生日期或工作日期、公开的随机号码列表或是连续编号的信封（即便是封口的不透明信封也能被处理）。
- 不清楚或未陈述。

盲法
- 充分。

  照护提供人员和研究中的患者。
- 不充分。

  照护提供人员或研究中的患者。
- 不清楚或未陈述。

对退出研究人员的描述［可以进行意向治疗（ITT）分析］
- 充分。

  包含所有在分析中退出/随访中丢失的参与者。

  各组中退出人员的数量和原因。

  描述足以实施符合 ITT 原理的分析。
- 不充分。

  只提供了各组中退出人员的数量（没有原因）。

  描述不足以进行符合 ITT 原理的分析。
- 不清楚或未陈述。

2）与评价问题的临床特征相关的特定质量条目

　　人群：对不孕进行彻底的诊断检查。

　　干预：无相关条目。

　　结局：随访 1 年检测妊娠情况。

（4）把质量评价纳入系统评价中

　　以下是上述质量评价的一些示例。
- 描述评价中纳入的研究的质量（框 3.5）。
- 辅助确定推断的强度（框 4.7）。

框 3.4　举例说明针对包含多个问题的评价如何制定研究质量评价清单

（1）定义问题及选择标准

　　自由式问题：在实施了髋关节置换的患者中，抗菌疗法可以把术后感染的风险降低至什么程度？这种花费值得吗？（见框 1.3 中的结构式问题。）

- 问题性质 　　　　　评价临床效力

　　　　　　　　　　评价成本效益（效率）

　　　　　　　　　　　　可以通过几种方法来评价成本效益：（a）评价所有可用的完整的经济评价；（b）把效力研究和所有可用的成本资源结合在一起进行评价；（c）对效力评价中的证据进行二次经济评价，以此来建立一个经济决策模型。在本例中，我们采用（a）方案来进行质量评价。

- 研究设计 　　　　　效力：试验性研究

　　　　　　　　　　成本 – 效益：完整的经济学评价

- 研究设计底线 　　　效力（框 1.4）

　　　　　　　　　　纳入标准：试验性研究

　　　　　　　　　　排除标准：观察性研究

　　　　　　　　　　成本 – 效益（见本书"术语表"）

　　　　　　　　　　纳入标准：成本 – 效益分析

　　　　　　　　　　排除标准：部分经济学评价

（2）研发研究质量评价清单

清单中的一些泛型质量条目

- 临床效力评价。

　　将患者随机分配到各组。

　　隐藏分配序列。

　　提前说明可纳入患者的标准。

　　各组间预后因素基线值的相似性。

　　对照护提供人员、患者及结果评估者施盲。

　　意向治疗分析。

- 成本 – 效益评价。

　　全面描述替代干预措施。

　　识别干预措施产生的所有重要的和相关的成本和结果。

　　使用临床效力确定的证据，即已知的可改善结果的干预措施。

　　准确测量并进行了可靠评估的成本和结果。

　　调整了计时不同之后的成本和结果。

　　对成本和结果进行增量分析。

　　对成本和结果的不确定性做灵敏度分析。

3.2 对包含各种研究设计的系统评价中的研究进行质量评价

以前一直极力强调，系统评价要聚焦单一的有最高质量的研究设计，如随机对照试验（框1.4）。然而，系统评价人员很快就意识到，针对许多重要问题具有高质量设计的研究往往是不可得的（案例研究2）；或者此类研究非常罕见（案例研究3）。这是由于要么之前没有人进行此类的研究，要么就是曾尝试进行研究，但实际操作或是伦理方面不可行。当缺乏具有高质量设计的研究时，系统评价中包含各类设计的研究来汇总可用证据就不足为奇了。这种方法也导致了证据合成（第4步）以及解读（第5步）方面的各种问题。然而，包含多种设计类型的研究的系统评价不一定就是混乱的，尤其是在对质量评价相关问题给予了应有的关注时。

在使用框3.1所描述的方法时，我们可能会发现，在一些其问题要求包含采用各种设计的研究的系统评价中，对质量进行评价就不会那么直截了当。混合采用不同设计的研究可能就会成为系统评价的一部分，因为解决相同的问题所需的设计不止一种，或者是因为要解决两个以上的问题。案例研究3就是一个很好的例子，在该案例中，系统评价中既包含了试验性（随机和非随机的）研究设计，也包含了观察性（有同期对照人群的队列研究）研究设计，以此来解决有关效力的问题。在这里，可能可以建立并运用单一的清单来进行质量评价（框

效力是某种干预措施（如治疗、预防、诊断、筛查、教育以及社会关怀等）在日常环境下所能产生的有益结局的程度

C3.3 和 C3.4）。一些系统评价人员倾向于针对不同的设计采用各自不同的质量评价清单，在有些情况下这是最合理的方法，比如系统评价在处理两个不同但又相关的问题时（如有关某项干预措施的效力和效益）。这就像是在一篇文献中进行两次评价一样。在这种情况下，就需要针对与这两个问题相关的不同研究设计开发出不同的质量评价办法了，就如框 3.4 中所示的那样。

> **效率**（成本－效益）是干预措施投入（成本）与产出（结局）之间的平衡所代表的价值度

3.3 系统评价中研究质量评价清单的可靠性

对质量条目进行评价往往会受到挑选的研究中含糊而模棱两可的报道的影响。为了避免在提取与质量相关的信息时受主观干扰并发生错误，系统评价方案书应当清楚地描述如何评价质量。这就意味着为数据提取所设计的表格要采用清楚、一致的编码。最为理想的是，这些表格应当先由几位系统评价人员试用，针对研究样本来测评质量评价过程的可靠性。试用可能会识别一些有关数据提取和编码说明方面的混乱，而这种混乱则需要予以澄清——更加明确的编码系统将改进系统评价者之间的一致性。

之前，人们就建议要在评价质量时对评价人员实施盲法，让其不清楚作者姓名、机构、杂志以及发表年份。这应该能避免偏倚，因为对质量的判断可能会过分受到这些因素的影响。因此，有些系统评价人员就会在检查文献之前不遗余力地隐蔽这些有识别性的信息。然而，要隐蔽文章中的信息所要进行的过程既麻烦又耗费时间，而且也没有证据显示这么做会对系统评价结论产生什么影响。由 2 名或以上的评价者独立进行未隐藏信息的质量评价就足够了。实施系统评价而没有合著者是不明智的，到目前为止，这一点已经很明显了。

3.4 在系统评价中进行研究质量评价

在创建了质量评价清单并提取了质量评价相关数据之后，我们已经准备好要在系统评价中将这些信息融合起来（框 3.1）。我们要如何描述这些研究的质量？对于那些说明系统评价中所纳入的研究与质量条目符合程度的信息，可以用许多种富有想象力的方法来展示它们。与质量描述相关的例子都展示在各案例研究当中。一开始，我们可以描述有多少研究符合那些各种各样的质量标准，并用图表来辅助，比如可以用分段条形图（框 3.5）。不过，针对每一项纳入研究，将与质量条目相关的信息制成表格才是描述质量最清楚的方法（框 3.5）。

在质量评价中，比较困难的一件事情是根据研究质量对其进行分级。一种比较简单的方法是根据研究符合全部项目的比例来对其进行分级。但是，如果一些研究符合质量条目的比例相同，其不足却在各不相同的条目区域里，这时就会有问题了。这种情况下，我们可以根据其不足条目区域来帮助分级：存在不足的研究中，出现偏倚的可能性更大（比如对分配缺乏隐蔽性，亦即缺乏分配隐藏）的应当排在风险小（如生成分配序列有缺陷）的研究等级之下。建议对各质量条目进行加权，但是目前还没有可以得到大家一致认可的通用的加权方法。这是因为，随着研究主题的不同，质量条目的重要性也在改变。比如说，盲法在涉及主观结果的研究中至关重要，但在关注客观结果的研究中就不那么关键了。

在针对特定的主题根据研究质量对其进行分级时，评价人员就要进行判断。比如，在关注不孕不育治疗效力的系统评价中（框3.5），有2项研究（Sokol和世界卫生组织）符合了6项质量条目中的5项。在Sokol的研究中，有关退出研究的信息描述不清楚，而在世界卫生组织的研究中，对患者的随访未达到1年（实际只随访了8个月）。如果我们认为随访的充分性比对有关退出研究信息的描述不清楚更加重要，那么Sokol的研究的等级就高于世界卫生组织的研究等级。这种主观性是无法从系统评价过程中剔除的，所以在知道各研究结果之前就做出判断是很重要的。通过这个例子，我们也能清楚地了解到，在判断的细化程度上也是有局限的。通常，仅仅根据质量不太可能对各研究进行合理的等级排列，因而人们就会退而求其次地采用更加粗略的分类，比如高质量研究对比低质量研究，就如案例研究2中所示。在进行了合理（而公正）的质量评价之后，就可以安心地继续数据合成（第4步）、结果解读以及形成推论（第5步），而纳入研究的质量变化可能对这些过程有重要影响。我们将通过框5.3以及案例研究7和8中的例子来看看，证据强度是如何与研究质量评价相关的。

自由式问题 在因男性生育力低下导致的不能生育的夫妻当中，抗雌激素疗法能够提高妊娠率吗?

结构式问题

- 人群 　　　　因男性问题（精子稀少）导致生育力低下的夫妻
- 干预 　　　　对男方实施抗雌激素疗法（枸橼酸氯米芬或他莫昔芬）
　　　　　　　　对比：安慰剂、不治疗或维生素 C
- 结局 　　　　妊娠（关键的）
- 研究设计 　　试验性研究

把研究质量相关的信息制成表格

　　质量条目相关信息排在每一列中，相关研究排在各行之中（根据发表年份进行划分）。

作者	年份	随机		盲法	描述退出研究相关信息	完全诊断人群	1年随访结果	质量等级次序*
		生成序列	隐藏					
Roonberg	1980	未描述	未描述	不清楚	充分	充分	不充分	3
Abel	1982	不清楚	不清楚	不充分	充分	不清楚	不充分	4
Wang	1983	不清楚	不清楚	不充分	不清楚	充分	充分	6
Torok	1985	不清楚	不清楚	不充分	不清楚	不清楚	充分	5
Micic	1985	不清楚	不清楚	不充分	不清楚	不清楚	不充分	9
AinMelk	1987	不清楚	不清楚	不充分	不清楚	不清楚	不充分	8
Sokol	1988	充分	充分	充分	不清楚	充分	充分	1
WHO	1992	充分	充分	充分	充分	充分	不充分	2
Karuse	1992	不清楚	不清楚	不充分	不清楚	不充分	不充分	7

*见文中解释。

研究质量条状图

   质量相关信息用 100% 分段条形图展示。堆栈中的数据代表符合质量标准的研究数量。

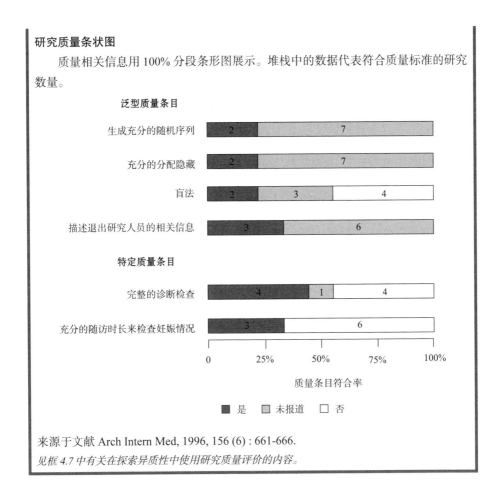

质量条目符合率

■ 是　■ 未报道　□ 否

来源于文献 Arch Intern Med, 1996, 156 (6)：661-666.

见框 4.7 中有关在探索异质性中使用研究质量评价的内容。

第 3 步总结：评价文献质量

评价系统评价类文献的关键点

- 审查方法部分，看是否进行了研究质量评价。

- 使用质量作为一项选择研究的标准了吗（第 2 步）？

- 对选择的研究实施了更为详尽的评估吗？质量条目适合所提出的问题吗？检查结果部分以及各表格，看各研究间有多少质量变化。

- 质量变化可以解释异质性吗？鉴于研究质量状况，适合实施 Meta 分析吗（第 4 步）？
- 整合的证据强度与质量相关吗（第 5 步）？

实施系统评价的关键点

- 受困于质量是所有研究和系统评价的致命要害。对研究质量进行评价在实施系统评价的每一步当中都起作用。
- 构建问题（第 1 步）和研究选择标准本身应当包含研究设计成分，以此来确定可接受的最低研究质量水平。
- 想要对选择的研究进行更加精练的质量评价，就应当创建质量评价清单，此清单要考虑与系统评价的问题中研究设计方面相关的泛型问题。这些评价条目可能来自现有的严格评价指南以及基于设计的质量清单。
- 要考虑针对问题的与人群、干预以及结局相关的方面，这很重要。考虑这些特定的方面，可能可以改良或删除现有的泛型条目，并把新的相关条目加入质量清单中。
- 可以用这些详细的质量评价来描述已纳入研究、探索异质性的原因（第 4 步），针对实施 Meta 分析的适合性做知情决策（第 4 步），评估整合的证据强度（第 5 步），并对未来的研究提出推荐性建议。

第4步：汇总证据

整理系统评价中所纳入研究的发现不仅仅是将研究发现制成表格并进行 Meta 分析，还要进行深层的探索以及深入的分析，因此研究发现就需要用清楚的方式来呈现。我们需要评价各项纳入研究所观察到的干预措施的效应是否一致，如果不一致，又为什么不一致。我们需要评价将个体效应进行统计学合并（Meta 分析）是否可行且合适。这些分析可以让我们从系统评价中得到有意义的结论。本步骤中包括了在系统评价中进行证据汇总的基本要素，探讨的范围仅限于与干预或暴露对二分类结局的影响相关的问题。一旦理解了这些原理，对其进行适当的修改之后就可以用于其他问题类型了（见案例研究 4、5 和 6）。

第1步：构建问题
↓
第2步：识别相关文献
↓
第3步：评价文献质量
↓
第4步：汇总证据
↓
第5步：解读研究结果

4.1 描述纳入研究中所包含的数据

一开始，需要对系统评价中所纳入研究的发现进行描述性汇总。简单说来，这么做的目的就在于（用有意义的方式）展示与研究特征（人群、干预和结果），研究设计和质量，以及研究效应相关的信息。在这一阶段，没必要使用任何高等统计学。我们可能会用到表格、图形和简单计算，如比例和相对危险度等，这可以让我们浏览一下证据并收

效应是某种干预措施或暴露与某种结果之间关系的测量值。术语**个体效应**是指包含在评价中的个体研究所观察到的效应。**汇总效应**是指在 Meta 分析中合并个体效应所生成的效应

集各研究间的差异。这是进行证据整合的一个关键部分，有助于我们更深入地了解证据并防止错误解读，此外，还能增加分析的透明度。

在要汇总大量数据时，制作表格就是项令人生畏的任务了。表格的制作过程应当遵循评价中所关注的问题。表格的性质以及复杂性在很大程度上取决于有多少纳入研究以及有多少数据需要各自显示。在构建问题时我们认为重要的方面以及基于我们的判断，能使效应出现变化的方面都可以引导我们决定表格的结构（如第 1 步中概述的）。因此，打个比方，在表格中，各研究排在各行当中，并根据人群的某一特征进行分组；之后，每个研究中与干预、结局和效应相关的信息就可以简单地汇总起来了（框 4.1）。有关结局的信息应当说明各个结局分别具有的重要性。

有时候表格的列数太多，没法显示在一页上。在这种情况下，往往要把表格分成若干个。我们可以制作一个详细的表格显示人群特征以及相关的预后因素；另一个表格可以包含干预措施的细节；再一个表格可以展示结局的细节。研究设计特征以及研究质量的其他方面可以用一个单独的表格或图形来表示（框 3.5）。制作表格往往是件费力又费时的工作，但是没有它们，我们就无法理解纳入研究所得的结果。一旦完成了这项艰苦的工作，我们通过快速浏览这些表格就可以（也是最重要的）判断各研究在人群、干预、结局和质量方面如何不同。

在这个阶段，我们还应当将各研究中发现的效应及其可信区间计算出来并制成表格（框 4.2）。

效应的**点估计值**是某一研究中所观察到的效应值。

可信区间是点估计值的不精确度，也就是根据既定确定程度（如 95%）预期的效应"真实"值所在的围绕点估计值的范围

点估计值

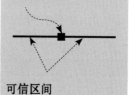

可信区间

框4.1　将系统评价中的纳入研究的信息制成表格

建议进行的步骤

（1）把与人群、干预措施和结局相关的特征放到各列中。

（2）考虑在纳入研究中亚组人群是什么。

（3）考虑有哪些干预措施亚组。

（4）考虑结局及其重要性。

（5）考虑是否需要根据研究设计和质量将这些研究划分亚组。

（6）沿着亚组中的每一行，把研究信息填充到表格中去。

（7）根据有助于理解研究结果的某种特性（如人群或干预措施的某种特征、质量等级次序以及发表年份等）将研究进行分类。

举例说明如何把针对抗生素治疗难治创面的系统评价中的研究制成表格

　　这里只是一个简单的表格。在该系统评价的全文中（可从网址 www.hta.nhsweb.nhs.uk/htapubs.htm 获得）可以找到详细的表格。

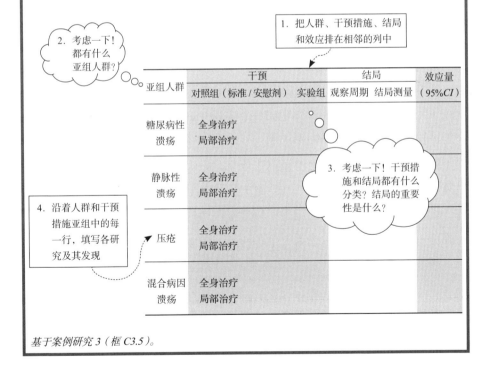

基于案例研究3（框C3.5）。

这有助于我们审查个体研究效应的方向和大小。我们用效应方向说明效应是有益的还是有害的；用效应大小来说明效应的益处或害处是多少。框4.3中的森林图以图形的方式展示了如何评价效应的方向和大小。

效应方向说明效应是有益的还是有害的。效应点估计值可以告诉我们效应的方向和大小

想要看一眼就能从展示数值结果的简单表格〔如案例研究3中的一个表格（框C3.5）〕中获取相应的信息并不容易。因此，就值得通过图形来审查效应（框4.3）。通过图形来进行汇总有助于我们对干预措施的效应进行定性判断，尤其是对于个体效应的方向、大小和精确度的判断。有时，仅仅对所观察到的效应进行定性检查而无须统计分析就可以对其效力得出结论，特别是在众多的研究所得效应值都比较大且一致的时候，这样就能得出结论可能会让人觉得惊讶。在这种情况下，进行定量合成（Meta分析）可能就不会对我们的推论有更多助益了。不过，由于个体研究中的样本量较小，效应值往往不会足够精确。图形展示可以让我们很好地了解干预的效力，但这还不足以生成推论，在这里就要用到Meta分析，因为Meta分析可以通过统计学方法合并个体研究的结果，以此提高效应的精确度——不过，我们首先要评价各研究间的效应值是否有变化（异质性）以及实施Meta分析是否合理。

效应精确度与评估效应时由于随机产生的不确定性的程度有关。可信区间表明其精确度

对数据进行描述的一个目的就是要评价证据范围，以此来计划如何进行统计分析。我们应当提前制订异质性分析和Meta分析的计划，而且，在各表格提供的信息的辅助下，我们应当能够评价实施

敏感性分析涉及在不同的假想之下重复一项分析，以此来检测这些假想对结果的影响

框 4.2　评价系统评价中纳入的个体研究所观察到的效应

效应测量

　　效应是统计学数值，衡量了干预措施和结局之间相关性的强度，比如针对二分类数据的相对危险度（RR）、优势比（OR）或是危险差（RD）；比如针对连续型数据的加权均数差（译者注：WMD）或标准化均数差（译者注：SMD）；以及针对存活数据的风险比（译者注：HR）（见本书"术语表"）。统计学显著性不提供效应大小方面的任何信息。对效应进行测量有助于对效应大小及临床重要性进行判断。术语"个体效应"是指某一系统评价中纳入的个体研究所观察到的效应。汇总效应是指 Meta 分析中合并个体效应所生成的效应值。

计算个体研究中二分类结果的效应测量值

　　如下图所示，计算效应点估计值相对而言是比较简单的。要计算数个研究中的效应，评估这些研究中效应的可信区间，手工计算各效应值是相当烦人的。针对这种情况，我们建议使用统计软件包。一般我们会使用 RevMan（Cochrane Collaboration 的系统评价管理软件）来计算并展示本书中的结果（www.cochrane.org/cochrane/revman.htm）（译者注：RevMan 软件的获取最简单的方式是在搜索引擎，如百度中输入"RevMan"即可发现，一般显示的第一条即是）。

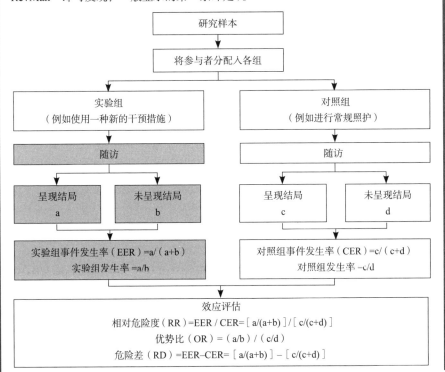

为二分类结局选择一种效应

　　选择取决于解读的难易度以及效应测量的统计特性。临床医师偏向于使用相对危险度（RR）以及需治数（NNT）[需治数为危险差（RD）的倒数]，因为这些都是很直观的。一些统计人员倾向于 OR，因为它对事件分类的可逆性不敏感，而且也更适合进行统计处理和统计建模。RR 和 OR 都是效应的相对测量值，而且如果各研究间的对照事件率有相当大的变化，此时进行系统评价，RR 和 OR 比 RD 更一致。在 Meta 分析中生成汇总 NNT（和汇总 RD）值是相当有挑战性的，因为对它们进行有意义的临床应用要取决于对特定人群基线比率的了解，研究结果正是应用于这一人群的（见第 5 步）。在医学文献中，我们还常常见到 OR。如此一来，我们就可以生成NNT 值来进行解读，如框 5.4 中所示。

框 4.3　汇总系统评价纳入研究所观察到的效应

森林图

　　这是一种常用的、易于理解的图形，用来展示系统评价的纳入研究所观察到的个体效应（如果进行了 Meta 分析，那么就还有汇总效应，如框 4.4 中所示）。对于每一项研究，一个方格都代表了其效应点估计值，并位于象征效应可信区间的水平线中央。如果使用相对危险度（RR）或优势比（OR）来测量效应，通常效应值就会绘制在对数标尺上，形成围绕点估计值的对称的可信区间。RR 值或 OR 值的垂线落在 1.0 时代表"零效应"。对于想要的结局（如不孕不育夫妻妊娠成功），RR 或 OR 值大于1.0 则说明相比对照措施，试验措施在改善该结局方面是有效的。不过，大多数的系统评价报道的是不良结局（如死亡），那么 RR 或 OR 值小于 1.0 则证明试验组在这方面是有优势的。在使用加权均数差时，数值 0 代表"零效应"。当可信区间与"无效线"的垂线重叠时，说明效应缺乏统计学显著性。

描述系统评价中的效应及其不确定性

　　自由式问题：在因男性生育力低下导致的不孕不育夫妻中，采用抗雌激素疗法可以提高妊娠率吗？（见框 3.5 中的结构式问题。）

9 项研究中观察到的效应

　　将效应汇总为 RR 和 OR 值，根据发表年份进行分类。效应值大于 1.0 说明相比对照组，治疗组存在优势，也就是说，抗雌激素疗法可以提升妊娠率。

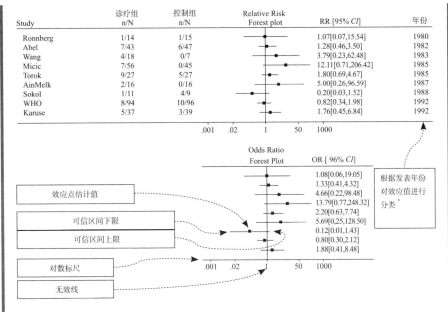

Study	诊疗组 n/N	控制组 n/N	Relative Risk Forest plot	RR [95% CI]	年份
Ronnberg	1/14	1/15		1.07[0.07,15.54]	1980
Abel	7/43	6/47		1.28[0.46,3.50]	1982
Wang	4/18	0/7		3.79[0.23,62.48]	1983
Micic	7/56	0/45		12.11[0.71,206.42]	1985
Torok	9/27	5/27		1.80[0.69,4.67]	1985
AinMelk	2/16	0/16		5.00[0.26,96.59]	1987
Sokol	1/11	4/9		0.20[0.03,1.52]	1988
WHO	8/94	10/96		0.82[0.34,1.98]	1992
Karuse	5/37	3/39		1.76[0.45,6.84]	1992

来源于文献 *Arch Intern Med, 1996, 156: 661-666.*

使用 *Review Manager* 软件计算效应并生成图表（*http://www.cochrane.org/cochrane/revman.htm*）（译者注：*RevMan* 软件的获取最简单的方式是在搜索引擎，如百度中输入 "*RevMan*" 即可发现，一般显示的第一条即是）。该软件由 *Cochrane Collaboration* 研发，并可免费下载使用。仅为 *Cochrane* 系统评价人员提供技术支持。

*见框 4.7 中根据质量等级次序对研究进行分类的森林图。

这些分析的可行性。针对我们想要比对的干预措施，与它们所产生的具有临床重要性的结局相关的数据是否可以获得，应该是能够查明的。我们还会了解到一些在计划阶段所不了解的其他的重要问题。如果决定要继续处理这些问题，我们就应当忠实地将它们按照事后分析来报道，并且应当意识到与之相关的假性显著性的各种问题。由于缺乏数据或是缺失与重要问题相关的信息，我们的探究可能是有局限性的。因此，在做进一步工作之前，有必要联系个体研究的相关作者；或者，考虑到由于信息缺失或信息不清楚而导致的不确定性，我们也可以计划进行敏感性分析。

4.2　检查各研究间效应的差异

在人群、干预措施和结局（临床异质性）以及研究设计和质量（方法异质性）的关键特征方面，各研究间往往是有差异的。在对研究信息进行制表时就会发现这些差异。而这些研究特征和质量方面的变化很可能会在一定程度上影响所观察到的效应。对异质性进行调查就是聚焦研究间效应的这种变化及其原因的。

我们可以通过研究之前制作的表格来探索各研究间的效应存在异质性的可能性。不过，要是检查森林图中的效应变化，我们可能就会更好地了解异质性（框4.3）。一般而言，如果各个效应的点估计值都在"无效线"的一侧，那么预计干预措施就可以产生性质相同的效应，或是有益的或是有害的；如果各效应的点估计值在"无效线"的两侧，那么它们既可以产生有益的效应，也可以产生有害的效应（如框4.3中所示）。很明显，这就会让人怀疑是否存在异质性。我们还应当审查这些效应的可信区间是否相互重叠。如果重叠，就如框4.3中所示，那么效应的点估计值中的任何差异就很有可能仅仅是偶然造成的，或是说明仅有有限的、不可避免的异质性。

对异质性进行正规的统计学检验，以查明所观察到的效应间的变化是否与预期的仅是偶然性导致的变化相符。框 4.3 中展示了用卡方检验来检测效应间的异质性，其 P 值 0.36 远大于传统临界值 $P<0.05$。这些检验效能往往比较低，所以就可能会遗漏各研究间重要的效应差异。因此，有人建议应当使用不那么严格的临界值 $P<0.1$ 来评价异质性。使用 P 值来对异质性进行正规的评价还有一个严重的缺点。生成 P 值的基础的卡方统计值（我们称之为 Q）没有任何直观的意义。Q 随着纳入研究的数量 K 的增加而增加。要找到一个更加适合评价异质性的工具的话，就应当引入 $I^2=[Q-(K-1)]/Q$。对 I^2 检验进行解读，就是指由于研究间的异质性导致变化所占的现有变化的百分比。I^2 值的范围为 0～100%；0 代表没有观察到异质性，而值越大说明异质性也在增加。I^2 值的 25%、50% 和 75% 可以用来代表低、中以及高度异质性。使用 I^2 检验就可以避免对纳入研究数量的依赖性。然而，I^2 检验仍然受制于研究的精确度，换句话说，就是受制于研究的大小。因此，在对比包含不同大小的研究的各 Meta 分析数值时，对 I^2 检验的使用就会受到限制。

在进行研究的合成时，评价异质性是一项具有挑战性的任务。就有关对异质性统计值进行解读的方面，众多的方法学家仍在争论，而其细节则不在本书的讨论范围之内。一种比较合理的方法就是既对异质性进行非正式的、非统计学的评价（如使用森林图），也评价 I^2 统计值，这样就可以不单单依赖于 P 值了。一旦我们怀疑存在重度异质性，就

异质性是各研究间效应的变化。异质性可能是由各研究在研究人群、干预和结局（临床异质性）等关键特征以及研究设计和质量（方法异质性）等方面的差异引起的

效能/把握度是当存在差异时，某一检测手段能够在统计学方面展示这种差异的能力。如果某种检测的把握度低，就需要更大的样本量，否则就有遗漏潜在差异的风险

I^2 检验是范围 0～100% 的统计数值，它给出了因异质性造成的变化占各研究间总变化的百分比

应当寻找其相关的解释，无论异质性的存在是否得到了统计学证实。很快，我们会转而探讨异质性的原因，但是首先我们要看一下 Meta 分析的一些基本要素。

4.3 对研究中观察到的效应进行 Meta 分析（定量合成）

如我们之前所说，个体研究的规模可能太小，无法得出精确的效应，而 Meta 分析可以通过统计学方法来合并这些效应，从而提高精确度。首先，我们要确定从各方面而言是否能进行 Meta 分析，如果可以，实施 Meta 分析是否合适。通过审查用来描述各项研究的各种表格，我们能够确定是否能够获得实施 Meta 分析所需的数据。有时，实施 Meta 分析是行不通的，比如在人群、干预措施、结果和质量方面，各研究间存在重要的差异时，试图评价汇总效应就不理智了（如案例研究 3 中所示）。系统评价不是非要进行 Meta 分析的！另外，通过审查各研究间效应的差异，我们还能够确定各项研究间的异质性是否过大而不适合予以合并。只有当各项研究的临床特征和方法质量相似且得到同类效应时才能着手进行 Meta 分析。

Meta 分析，简单来说就是合并各研究所观察到的效应值，以此生成所有研究的一个加权平均效应——汇总效应。每一项研究都将根据其重要性的测量值进行加权（这是一个普遍的原则），比如信息量大的研究（通常大型研究可以获得精确的效应

Meta 分析是一种统计工具，用来合并众多处理同一问题的研究中的个体效应，并生成一个汇总效应

方差是统计测量值，测量的是个体观测值偏离平均值的变化值。

通常用所观察到的个体效应的**方差倒数**来给系统评价中参与不同统计分析的各项研究加权（译者注：此即"倒方差法"），比如在 Meta 分析、Meta 回归分析以及漏斗图分析中

估计值）可以给予更多的权重，而信息量少的研究（通常小规模的研究的效应估计值不精确）则给予较少的权重。在大多数 Meta 分析中，指定给各项研究的权重是与各研究效应的变化（展现精确性）成反比的。这样一来，把各项研究的效应进行平均就确保了各研究中的干预群组只和同一研究中的对照组进行比较。因此，在对试验性研究进行的 Meta 分析中，进行结果合并时就保留了随机化（进行分配隐藏）所积累的益处。框 4.4 中展示了一个这样的 Meta 分析示例。

要熟悉 Meta 分析中有关合并个体效应的各种细微之处是很重要的，因为在阅读或实施系统评价时，我们将会经常遇到这些细微的点。在实施 Meta 分析的过程中，针对各种统计学方法中的变化，调查我们的汇总效应对于此变化的稳健程度如何至关重要。心里要始终牢记两个概念："固定效应模型"和"随机效应模型"。

固定效应模型在估算平均效应时，其假设前提为存在单一的"真实的"潜在效应。而随机效应模型则假设不存在单一的潜在效应值，而且效应值的分布是取决于研究特征的，效应间的差异被视为是由研究间的变化以及偶然性（随机变化性）造成的。当估算汇总效应时，随机效应模型给较小的研究所赋予的权重比例要高于固定效应模型所赋予的比例，而这样可能会加剧发表偏倚以及较小研究质量不佳所导致的影响。

在计算可信区间时，随机效应模型包含了所观察到的效应在各研究间的变化（假定这些效应分布正常）。因此，当存在异质性时，随机效应模型所生成的汇总效应的可信区间就比固定效应模型所生成的可信区间宽泛。因此，也可以这么说，各研究间如果存在无法解释的显著的异质性时，固定效应模型可能赋予汇总效应过分的精确性（即产生虚假的狭窄的可信区间）。在框 4.4 中所示的 Meta 分析的例子里，既展示了使用固定效应模型生成的汇总效应，也展示了使用随机效应模型生成的汇总效应。在实践当中，这两种统计模型可能都会用于评价统计合成的稳健性，但如果要选择其中一种模型，那么就应当提前做出选择而不是在知道结果进而产生偏见之后再做决定。

框 4.4　用 Meta 分析汇总效应

个体效应和汇总效应的森林图

　　把个体研究所观察到的效应连同汇总效应一并绘制出来。针对每一项研究，效应的点估计值为一个方块，Meta 分析中各研究的权重决定了各个方块的大小。汇总效应绘制在个体效应的下方并使用不同的图形，比如实心菱形（菱形的宽度代表可信区间，菱形的中央则代表点估计值）。

举例说明运用固定效应模型和随机效应模型的 Meta 分析

　　以下示例是以框 4.3 中所描述的问题和效应（相对危险度 RR）为基础的。与固定效应模型相比，随机效应模型所生成的围绕汇总效应的可信区间更宽泛，因为这种模型把研究间的变化纳入了考虑范围。此外，随机效应模型还优先为较小的研究加权，这些较小的研究所得到的效应之间的变化远大于大型研究中所得到的效应之间的变化。

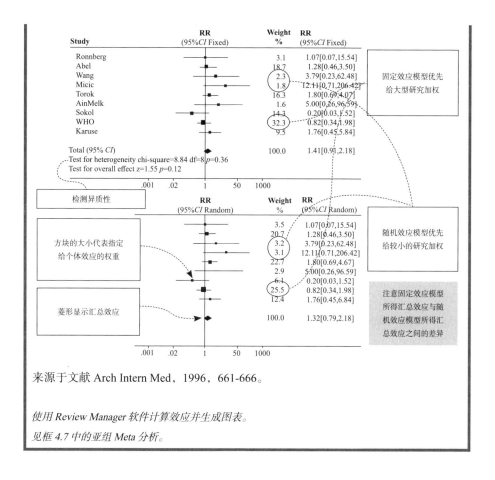

来源于文献 Arch Intern Med，1996，661-666。

使用 Review Manager 软件计算效应并生成图表。

见框 4.7 中的亚组 Meta 分析。

4.4 临床异质性

　　各研究在人群、干预措施以及结局方面的特征差异性可以很好地解释有关异质性方面的问题，还有助于解读研究发现的临床意义。构建汇总表格有助于探索这些差异，这样就能够更加轻松地识别各效应间差异的潜在原因。在构建问题时（第 1 步），我们已经识别了会造成效应差异的重要问题（见框 1.3 中的例子）。基于这些信息，我们就可以根据人群、干预措施以及结局把这些研究分进各亚组，之后就可以探讨各研究亚组中的效应差异了。

如框 4.5 所示，若系统评价中包含了许多研究，那么效应间的差异也可以用统计学的方法来检查。我们可以对研究亚组进行 Meta 分析，此外，还可以检查一下亚组内的各效应是否一致。资深的统计人员还能够确定各亚组间效应差异的统计学显著性（P 值），当然这些内容超出了本书所要讲的范畴。我们应当知道，必须谨慎地解读对异质性原因的调查。同调查异质性的统计检测一样，审查异质性原因的测试的能力也是有限的，因此就会漏掉

框 4.5　调查临床异质性

亚组分析

　　　自由式问题　出诊可以改善老年人的健康吗？

　　　结构式问题

- 人群　　　　　　各年龄段的老年人
- 干预　　　　　　各种强度和频率的出诊
　　　　　　　　　对比：常规照护
- 结局　　　　　　死亡率、功能状态以及进入养老院
- 研究设计　　　　观察性研究

各亚组的描述（考虑框 1.3 中详细的问题结构）

亚组	1 基于年龄的亚组	2 基于评估强度的亚组	3 基于随访频次的亚组
• 人群	各年龄段的老年人	老年人	老年人
• 干预	出诊	各种评估强度的出诊	各种随访频次的出诊
	对比：日常照护	对比：日常照护	对比：日常照护
• 结局	死亡率（关键的）	功能状况（关键的）	进入养老院（重要的）

亚组 Meta 分析

　　菱形中央的垂直线段代表具有特定特征的研究所在各个亚组的汇总相对危险度（RR）的点估计值。菱形的宽度代表各亚组汇总 RR 的可信区间。RR 值小于 1.0 代表干预组优于对照组。

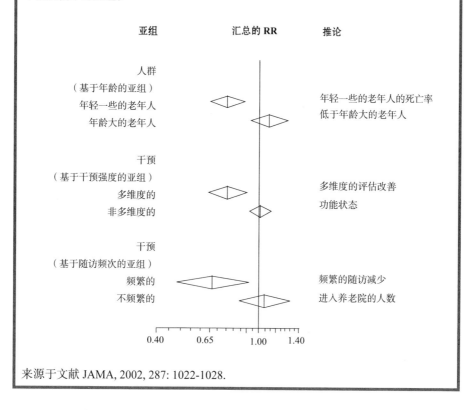

来源于文献 JAMA, 2002, 287: 1022-1028.

某种关联。另外还有一个问题：如果进行亚组分析，有些显著性可能是假性的，这是一个存在于所有多元分析中的固有的问题。因此，对于少数研究特征，如果有较有力的证据说明它们与效应大小相关，就应当计划针对它们来解释异质性。此外，应当提前选择亚组（第 1 步）。通过检查前面制作的表格，我们可能会意识到一些之前没有预期到的问题以及可能的关系——谨慎一些总是好的。可能我们还会想要进行一些初始未计划的、深入的亚组分析，而这种事后分析则最好避免。如果我们实在想要做这些分析，那么这些分析应当清楚地识别出来，而且其相关发现也应当谨慎地进行解读。这些分析不会用来指导临床实践，但是可以用来生成一些在未来的研究中需要检验的假设。

当有显著的异质性且能找到异质性的临床原因时，可能就不需要进行总体的 Meta 分析了。在这种情况下，Meta 分析应当仅限于针对那些临床相关的亚组，在这些亚组中，效应的变化是在一开始就能预计到的。这种方法将有助于进行临床解读，也有助于运用系统评价中的发现，就如框 4.5 中的例子所强调的那样。

4.5 方法异质性

我们还应该搞清楚研究间的设计和质量差异是否也可能与各研究间的效应变化相关。这是很重要的一点，不仅仅是为了探究出现异质性的原因，也是为了评价证据的强度（第 5 步）。

研究设计将被用作选择标准之一，这是很有希望的（第 2 步）。这样一来，设计不佳的研究就会被剔除，评价从一开始就会聚焦那些具有可接受的最低质量的研究。如此一来，还有必要在乎系统评价所纳入的研究的质量吗？在许多系统评价中，由于可用文献的种类和数量的限制，指定研究设计的选择标准不可避免地会允许纳入一些在方法方面设计低劣的研究（第 2 步）。而即便是检索和挑选时都关注具有稳健设计的研究，各研究间的质量也会有些变化。这是由于影响质量的因素都在细节之中：挑选研究所用的粗略的研究设计分类无法捕捉到有关质量方面更加精细的点，而这些点对于结果的真实性是至关重要的。

我们有望对研究质量进行细致的评价并发现各研究间质量的变化（第3步）。在研究合成过程中，我们应当调查质量是否与效应评估有关联，并将此作为探究异质性及其来源的一部分。要关注研究质量的原因在于，如果我们发现不同质量的研究有各不相同的效应，那么我们就不会再相信总体的汇总效应了。假如高质量的研究得到的效应估计值比较保守，那么我们的推论也将会是保守的。

通过把与质量和效应相关的信息合并制成表格，我们可能会对质量和效应之间的关系有一些了解。事实上，如果一篇系统评价中包含了有不同设计的各种研究，我们就应当把根据设计进行分组的研究制成表格。这样一来，如果使用不同设计的研究（错误地）来实施 Meta 分析，就有可能因为对设计方面低劣的研究加权不当而产生存在偏差的汇总效应。想要抵消这种偏倚，我们建议的方法是按照研究质量（而不是之前描述的研究大小或精确度）成比例加权。然而，对于此种加权方法尚未有统一的标准，因此我们将放弃这一方法。有时，唯一可行的方法就是对证据进行汇总描述，尤其是不存在研究质量相似的亚组时；但是如果有质量相似的研究组成的亚组，那么就进行亚组 Meta 分析。只有当亚组内的各研究有相同的设计时，才应当考虑进行

> 研究方法学**质量**取决于其设计、实施以及分析能最小化**偏倚**的程度

> **偏倚**要么夸大、要么低估某项干预措施或暴露的"真实"效应

Meta 分析，而且所做的各种推断也应当是以有优质设计的研究所观察到的效应为基础的。如框 4.6 中所示，我们会发现有优质设计的研究显示暴露和结果之间没有相关性，而有低劣设计的研究则显示存在相关性。即使系统评价只关注单一设计的研究，由于质量不同，效应之间也可能会有变化。质量和效应之间的关系往往会导致异质性的出现，但这绝不

框 4.6 根据研究设计评价推断的强度

自由式问题 孕期使用苯二氮䓬类药物与新生儿畸形相关吗（框 1.2）?
结构式问题
- 人群　　　　孕妇
- 暴露　　　　妊娠早期使用苯二氮䓬类药物
　　　　　　　对比：未使用
- 结局　　　　新生儿严重畸形
- 研究设计　　使用队列和病例对照设计的观察性研究（框 1.1）

汇总证据
　　在总体分析中存在统计学显著的异质性。整体的汇总优势比（OR）显示，使用苯二氮䓬类药物和新生儿严重畸形之间有存在相关性的趋势。由于在病例 – 对照设计的研究中，不太可能计算风险比和相对危险度（RR），因此，在这个分析中我们使用的是 OR。

探索研究设计对系统评价中观察到的效应的影响
根据研究设计分级的亚组分析
　　只有病例 – 对照研究（存在异质性）亚组的分析结果支持孕期使用苯二氮䓬类药物与严重畸形之间存在相关性。这些研究的设计远比队列研究的设计低劣。而队列研究（不存在异质性）亚组的分析结果显示不存在相关性。

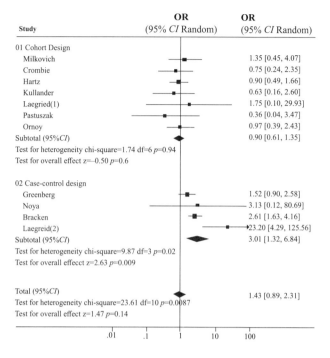

Study	OR (95% *CI* Random)	OR (95% *CI* Random)
01 Cohort Design		
Milkovich		1.35 [0.45, 4.07]
Crombie		0.75 [0.24, 2.35]
Hartz		0.90 [0.49, 1.66]
Kullander		0.63 [0.16, 2.60]
Laegried(1)		1.75 [0.10, 29.93]
Pastuszak		0.36 [0.04, 3.47]
Ornoy		0.97 [0.39, 2.43]
Subtotal (95%*CI*)		0.90 [0.61, 1.35]
Test for heterogeneity chi-square=1.74 df=6 *p*=0.94		
Test for overall effect z=−0.50 *p*=0.6		
02 Case-control design		
Greenberg		1.52 [0.90, 2.58]
Noya		3.13 [0.12, 80.69]
Bracken		2.61 [1.63, 4.16]
Laegreid(2)		23.20 [4.29, 125.56]
Subtotal (95%*CI*)		3.01 [1.32, 6.84]
Test for heterogeneity chi-square=9.87 df=3 *p*=0.02		
Test for overall effecct z=2.63 *p*=0.009		
Total (95%*CI*)		1.43 [0.89, 2.31]
Test for heterogeneity chi-square=23.61 df=10 *p*=0.0087		
Test for overall effect z=1.47 *p*=0.14		

注：OR 值大于 1.0 说明相对未使用苯二氮䓬类药物人群，使用该药物与出现畸形相关。

> 未考虑研究设计的初始推论
> 妊娠期使用苯二氮䓬类药物可能与新生儿严重畸形相关。
>
> 将研究设计纳入考虑范围的推论
> 妊娠期使用苯二氮䓬类药物与新生儿严重畸形不相关。

来源于 Dolovich 等人发表的文献（BMJ，1998，317：839-843）。

使用 RevMan 软件计算效应并生成图表。
见框 4.4 中关于使用 Meta 分析汇总效应的内容。

是规则。在森林图中，如果把各研究的效应按照质量递减的顺序进行排列，其中的关系就很明显了。就如框 4.7 中所示，效应会随着质量的递减而增加。

即使异质性在统计学角度上看来不显著，我们也应当探究一下研究质量与研究效应之间的关系，因为高质量研究的效应可能与低质量研究的效应不同（框 5.3）。关于该如何完成这一任务尚有不同的看法。一些专家认为，进行亚组分析根据纳入研究与各项质量评价条目的符合度来对其进行分级更为适合；不过这样做也有缺陷，就是会增加亚组的数量（见案例研究 4），反而造成出现假性统计学意义的风险。或者也可以用质量得分（包含质量评价的各个条目）来对研究进行分级，但是建立的评分体系往往不太好（第 3 步）。针对质量评价条目，如果在符合（以及不符合）这些条目的研究之

框 4.7　根据研究质量评价推断的强度

自由式问题　在因男性生育力低下导致不能生育的夫妻中，抗雌激素疗法能提高妊娠率吗？（见框 3.5 中的结构式问题）

证据汇总（以框 4.3 和框 4.4 中的评价汇总为基础）
　　在总体分析中没有统计学显著的异质性。汇总的相对危险度（RR）表明，在接受抗雌激素疗法的夫妻中，呈现出妊娠率上升的趋势。

探索研究质量对系统评价中所观察到的效应的影响
效应森林图（按照质量递减排列各效应*）
　　在高质量研究中，治疗显示出存在损害的趋势。随着研究质量的递减，这种趋势逐渐倒退，并呈现产生益处的可能性。

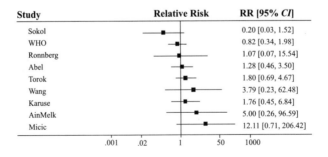

Study	Relative Risk	RR [95% CI]
Sokol		0.20 [0.03, 1.52]
WHO		0.82 [0.34, 1.98]
Ronnberg		1.07 [0.07, 15.54]
Abel		1.28 [0.46, 3.50]
Torok		1.80 [0.69, 4.67]
Wang		3.79 [0.23, 62.48]
Karuse		1.76 [0.45, 6.84]
AinMelk		5.00 [0.26, 96.59]
Micic		12.11 [0.71, 206.42]
	.001　.02　1　50　1000	

根据质量进行分级的亚组分析 *

仅仅只有低质量研究支持总体 Meta 分析中呈现的有益趋势。高质量研究呈现了治疗出现损害的趋势，也就是说，会降低妊娠率。

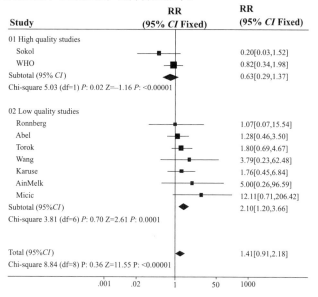

注：RR 值大于 1.0 说明相比对照人群，抗雌激素疗法是有优势的。

* 见框 3.5 中有关对个体研究以及等级次序进行详细质量评价的内容。

未考虑质量的初始推论

　　在因男性生育力低下导致的不能生育的夫妻中，抗雌激素疗法似乎有产生有益效应的趋势。

把研究质量纳入考虑范围之后的推论

　　在因男性生育力低下导致的不能生育的夫妻中，抗雌激素疗法不会产生有益效应。

来源于文献 Arch Intern Med, 1996, 156 (6): 661-666.

使用 RevMan 软件计算效应并生成图表。

见框 3.5 中有关对质量进行详细描述的内容。

见框 4.3 中根据发表年份对研究进行分类的森林图。

见框 4.4 中有关使用 Meta 分析汇总效应的内容。

间有良好的关联，那么根据它们是否符合大部分评价条目来把研究分到高质量亚组和低质量亚组就是合理的（框 4.7）。这种方法会减少亚组分析的数量并最小化出现虚假发现的风险。

现在有一种探索异质性的技术（称之为 Meta 回归）日益流行，因此，我们也会简单地涉及这个方面，主要是通过简单了解该项技术来帮助我们进行严格的评价。简单说来，该技术适用于多元线性回归模型去探究研究特征和质量对系统评价中纳入研究所观察到的各效应大小的影响，这样，就可以寻找不同变量在异质性中独特的贡献了。但是 Meta 回归也有一个缺陷——它会受到在回归分析中被称为"过度拟合"的风险的影响。其原因在于系统评价往往只包含少量的研究，而在模型中却有大量的变量，这样一来，如果使用回归模型就会产生假性发现。所以，一定要谨慎！评价研究间差异最有力的方法就是使用纳入研究的各自患者数据进行分析，并以此作为基础来评价差异。不过，能够这么做的可能性非常小。

4.6 无法解释异质性时进行 Meta 分析

希望我们的系统评价所纳入的研究不会有显著的异质性。如果发现了异质性，希望探究异质性出现的原因能够取得一些成果。然而在许多系统评价中对于异质性产生的原因，无论是临床方面的还是方法方面的，都没有任何解释。在这种情况下，人们可能会说，尽管进行了合理的调查，却仍然无法解释异质性。这可能是因为系统评价中的研究数量不足，不能通过有力的分析来解读各研究间效应差异背后的原因。这时，我们是否要进行 Meta 分析呢？答案并不简单。

我们应当问问自己，想要通过 Meta 分析得到什么？运用表格和各效应的森林图，我们不能解读这些研究的发现吗？我们会想要把异质性归咎于研究间的偶然变异，然后使用随机效应模型来完成 Meta 分析，因为这种模型把无法解释的研究间差异归咎于其他因素。如果我们顺从了这种想法（这种情况出现得极其频繁），实施时一定要谨慎。一定要寻找并排除漏斗不对称性（框 4.8），因为这种不对称意味着存在发表偏倚及其相关偏倚，否则，随机效应模型就可能产生有偏差的汇总效应估计值。另外，我们在解读汇总效应时应当谨慎，因为异质性限制了系统评价中整合的证据强度（第 5 步）。我们必须检查一下，看看整体的汇总效应是否大体上与高质量研究亚组的效应一致。即使没有明显的原因来解释异质性，高质量研究的结果也可能不同，这样一来，质量就成了证据强度评价中的一个因素（第 5 步）。

发表偏倚据说是由研究发表的可能性引起的，因此，系统评价人员对这些研究的可及性就与研究结果的显著性相关，无论研究的质量如何

4.7 探究发表偏倚及其相关偏倚

我们如何能够确定系统评价中没有发表偏倚及其相关偏倚呢？希望可以用一种系统的方法来检索到那些研究，无论这些研究是否发表（第 2 步）。希望检索能特别关注获取那些不容易取得的研究，比如通过检索多种数据库，并且在文献识别中没有语言限制。希望检索文献的范围足够大，能够获取

方差是统计测量值，测量的是个体观察值偏离平均值的变化值。

观察到的个体效应的**方差倒数**往往用于对在系统评价的统计分析中使用的研究进行加权，如 Meta 分析、Meta 回归以及漏斗图分析

所有相关的研究（或者至少获取相关文献中没有偏倚的样本）。然而无论文献检索得多么彻底，都不能保证其尽善尽美。不过，对系统评价中的发表偏倚及其相关偏倚进行正式的事后评价，可以得到一些安慰（或是不安）。

一种简单（在许多案例中就太过简单了）但常用的探索这些偏倚的方法是以所谓的"漏斗图"分析为基础的。要进行这种分析，就需要许多有意义的研究，包括一些大型研究。如框 4.8 中所示，它就是一个针对某些研究信息（如研究大小、方差倒数）的测量值来描绘评价中纳入研究所观察到的各效应的散点图。如果所有曾进行过的相关研究都包含在系统评价中，那么图中分散的数据点就会落在一个对称的漏斗状内。如框 4.8 中所示，如果用 Y 轴代表研究规模（或是方差倒数），漏斗就会倒转过来。这是由于规模小的研究精确度差，相对规模大的研究中观察到的效应，规模较小的研究的效应值的范围更加宽泛。因此，在这种情况下，漏斗图就是对称的，我们就更加确信在我们的评价中不太可能有发表偏倚及其相关偏倚。如果漏斗的形状像是被截掉了一部分（有时称为香蕉型），那么我们的系统评价可能就丢失了一组研究。通常，缺失的研究其规模较小，且其效应也与系统评价中纳入的大规模研究所观察到的效应不同。这种缺失不太可能仅仅是偶然导致的，这使漏斗呈现不对称。发表偏倚仅仅是众多的导致漏斗图不对称相关原因中的一个，其他相关原因还包括位置偏移、英语语言偏倚、数据库偏倚、引用偏倚、重复发表偏倚、小规模研究的方法质量不佳以及临床异质性（如在高风险人群中实施的小规模研究），在此我们仅列举这几种原因。这些原因多种多样，而且要把它们各自区分开来也很困难，因而使用术语"小型研究效应"而不是发表偏倚。不管原因何在，如果漏斗图

框4.8 探究发表偏倚及其相关偏倚的漏斗图

对称的漏斗图

　　小型研究（空心圆）的效应比大型研究（实心圆）的效应分散得更宽，并出现在大型研究所观察到的效应的两边。各效应值均在漏斗图形之内。

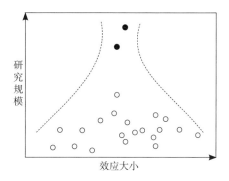

不对称的漏斗图

　　似乎缺失了一些小型研究（空心圆），其效应小于大型研究（实心圆）中所观察到的效应。漏斗图被截掉了一部分。

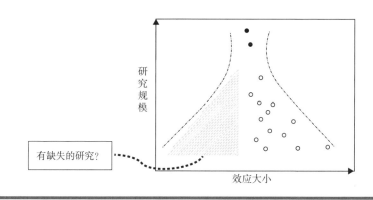

出现形状缺失，那么我们对于系统评价所得发现的信任度就是有限的了。

有许多统计学检测方法可以用来检查漏斗图的不对称是否有可能是偶然的，这在本书中不予讨论，但是有些建议将有助于对系统评价进行严格的评价。漏斗图的形状会根据效应及研究样本量大小的测量值变化，而就不对称性进行的各种统计学检测往往会得到不一致的结果。因此，为了避免过度解读，本质上应当仅把漏斗图分析视为一种探查。如果说这么做是为了安心，那么发表偏倚及其相关偏倚的真实程度就不得而知了（译者注：对发表偏倚的检测只是为了展示当前的系统评价是不是存在发表偏倚以及发表偏倚的程度，就算检测出了发表偏倚，我们并不能做什么，只能告诉读者你的系统评价有偏倚及做出一些合理的解读。因此，对发表偏倚的检测一般只需要使用一种方法即可，而非需要同时使用多种方法，这亦可避免不同方法带来的不一致的结果）。

第 4 步总结：汇总证据

评价系统评价类文献的关键点

- 审查方法和结果部分，看看是否评价了效应的异质性。
- 对异质性的探索是提前计划的吗？
- 研究中的临床特征差异可以解释异质性吗？
- 研究设计及质量差异可以解释异质性吗？
- 根据有关异质性及其原因的汇总信息，实施

Meta 分析合适吗?

- 有存在发表偏倚及其相关偏倚的风险吗?

实施系统评价的关键点

- 本步骤的目的在于校对并概括系统评价中所纳入研究的发现。

- 数据合成包括将研究特征、质量和效应制成表格,使用统计学方法探索研究间的差异并恰当地合并它们的效应(Meta 分析)。

- 把证据制成表格有助于评价实施之前计划的统计合成的可行性,并提高整体的透明度。

- 应当提前计划进行异质性及其来源的探索。

- 对临床异质性的探索应当以少数研究特征为基础,而针对这些研究特征,有强力的理论基础证明它们与效应评价相关。

- 在探索方法异质性时应当考虑某些因素,针对这些因素,有强力的理论基础或是经验方面的基础来怀疑它们与偏倚有关。

- 在着手进行 Meta 分析之前,应当考虑以下这些问题:考虑到临床异质性,实施 Meta 分析是否可行?考虑到研究质量中的差异,实施 Meta 分析是否可行?

- 如果进行整体定量汇总不可行,也可以进行亚组 Meta 分析,由此得到一些在临床上有用的答案。

- 如果可行,应当实施漏斗图分析来探究发表偏倚及其相关偏倚的风险。

第5步：解读研究结果

辨识出一篇系统评价发现的卓越之处，不仅仅是科学之道，也是一种艺术。系统评价的最终目的就是对决策进行通告，而系统评价结尾处的一个重大问题就是"如何用整理好的证据进行决策"。然而，要根据系统评价来生成有实践意义的答案并不那么容易。我们将涉及一些关键点，而这些点有助于合理而公正地解读证据，从而避免过度解读或解读不足。

在我们的系统评价接近尾声或是阅读了其他人的系统评价之后，我们可能会认为已经了解了研究结果的意义。那么，主要的结果是什么？证据是否有力？我们对于系统评价所得到的结果的信任度又有多少？我们该如何为目前的临床实践以及未来的研究制定一些推论和推荐建议？而这些问题的答案可能并不像人们一开始所想的那样简单直接。

通过确定系统评价中整合的证据强度可生成有临床意义的、可信的基础标准，以此来辅助研究在实践中的运用，本步骤则描述了一些透明的可复制的方法来确定证据的强度。

（译者注：当下公认的证据等级及推荐级别分级标准有很多种，本书所列的 GRADE 标准只是其中一种。每种分级标准都有其优势与局限性，建议读者根据自己的研究主题及研究目的合理选用适合的标准。各种标准可参阅由王行环主编、中国协和

第1步：构建问题
↓
第2步：识别相关文献
↓
第3步：评价文献质量
↓
第4步：汇总证据
↓
第5步：解读研究结果

推荐分级的评定、制定与评估工作组（**GRADE**）是一个非官方的合作组织，其目的是根据各种指南中的证据开发一套综合的方法，用于评价系统评价中整合的证据强度并形成各项推荐建议。见网址 www. gradeworkinggroup.org。本步骤以及对各案例研究发现的解读均采用了本方法

医科大学出版社 2016 年出版的专著《循证临床实践指南的研发与评价》中的第二章。）

5.1 证据强度

我们该如何测评证据的强度呢？这将取决于系统评价的各种优劣势。在本书中各步骤的末尾处都有对系统评价进行评价的一些关键方面，这些证据与这些关键点的切合度有多高呢？关键方面如下。

- 对于问题中所描述的相关人群和干预措施，有与关键的和重要的结果相关的证据吗？
- 检索充分吗？
- 有存在发表偏倚及其相关偏倚的风险吗？
- 纳入研究的方法质量足够好吗？
- 研究间的结果一致吗？
- 有足够的数据来精确地评价效应吗？
- 从临床角度而不是单从统计学角度来看，所观察到的效应相当显著吗？

我们之前已经制定了一个重点突出的结构式问题，得要比较证据与问题各组成部分的契合度。研究的人群病情更重吗？年龄更大吗？有不同的环境背景吗？在我们的工作场所可以复制那些干预措施吗？我们之前已经考虑过与患者相关的结局并将其分为关键的、重要的和次要的了吗（第 1 步）？可取得与关键的和重要的结局相关的研究结果吗？主要的发现应当与这些方面相关。其他发现应当视为次要的。

进行了彻底的文献检索（第 2 步）之后，我们

问题组成部分

人群：适合的参与者样本。

暴露：对比暴露和不暴露的群组。

结局：干预措施引起的健康状况变化。

研究设计：为评估干预效应所进行的研究的方法。

效应：对干预措施和结果之间关联性的测评

检查了与发表偏倚以及其他相关偏倚有关联的结果（框4.8）。此外，我们还考虑了该系统评价所纳入的各研究的设计和质量（第3步，框3.5），并探索了各研究所观察到的效应的（不）一致性（第4步）。检查了某些人群特征［如疾病严重程度或背景（框4.5）］、干预特征［如治疗强度或治疗时间（框4.5）］以及方法特征［如研究设计或研究质量（框4.6和框4.7）］是否与相对效应值增大或变小相关。此外，我们还检测了效应估计值的可信区间，以评价其（不）精确性。

深入探究了以上各个问题之后，我们最终需要对证据的总体强度做出判断，且这种判断要明确直白。停下来考虑一下术语"证据强度"的含义是什么，这么做可能更为明智：在系统评价这种背景之下，对关键的和重要的结局所观察到的效应进行评价，证据强度描述的是我们对这种评价正确性的信任程度。证据强度可分为高强度、中等强度、低强度或极低强度（框5.1）。

> **发表偏倚**据说是由某篇研究发表的可能性引起的，因此系统评价人员可获得该研究的可能性程度与该研究结果的显著性相关，无论其结果的质量如何

> **效应方向**说明是一种有益的还是有害的效应。效应点估计值显示效应方向以及大小。
>
> **效应精确性**与由随机导致的效应评估不确定性程度相关。可信区间显示精确性

框5.1　系统评价中的证据强度级别

对关键的和重要的问题所观察到的效应进行评价（即测量系统评价中所评估的干预措施和结局之间的关联性），证据强度描述的是我们对这种评价正确性的相信程度。

高强度证据	我们非常确信所观察到的效应接近真实的效应
中等强度证据	在一定程度上，我们相信所观察到的效应可能接近真实的效应，但是也可能会大为不同
低强度证据	我们对所观察到的效应的信任度是有限的。真实的效应可能与所观察到的大为不同
极低强度证据	我们不怎么相信所观察到的效应。真实的效应很可能与所观察到的效应大为不同

5.1.1 评价证据强度级别

我们通过评价研究设计开始给证据强度指定一个级别（框 1.4）。试验性设计的研究证据一开始默认为是高强度的，而观察性设计的研究证据则默认为是低强度的。关注与问题、发表偏倚、纳入研究方法质量以及研究结果间的异质性和精确性相关的证据，对聚焦这些证据直接性的关键点进行评价会把一开始制定的证据强度级别降低 1~2 个层次。如下方的例子所示，这都取决于对关键点所进行的严格评价使我们对观察到的效应的信任度改变了多少。

要考虑清楚，想要确保证据的有效性，纳入研究的方法质量要有多好才行？各研究间的效应的一致性要达到什么程度才能视为是同质的？效应的改善程度要多大才能将其视为与临床实践相关？可信区间要有多么狭窄才可称之为精确？要解决这些问题就必须涉及判断，而判断则必须把方法层面和临床的专业技能融汇在一起。无论是什么样的判断，都必须是详尽而透明的，这样一来，其他人才能理解做判断之人用来指定证据强度级别的论证。

在案例研究 3 中，纳入研究均为试验性设计，我们以此为例进行讲解。一开始，可能会认为证据质量级别较高。如果这篇关注对难治创面进行抗菌治疗的系统评价只报道了与组织学证明的炎症相关的结果减少，那么依据此替代指标来解读研究结果，运用到实践中就会有诸多困难，相信大多数人都会认可这种看法。这是因为人们往往更愿意用与临床相关的结果（如创面完全治愈）的数据来作为实践的依

效应点估计值是研究中观察到的效应值。

可信区间是点估计值的不精确性，也就是根据既定的确定程度（如95%），预期效应的"真实"值所在的围绕点估计值的范围

点估计值

可信区间

对重要的问题所观察到的效应进行评价，证据强度描述的就是我们对这种评价正确性的信任程度。**证据强度**要考虑结果测评的直接性、研究设计、研究质量、异质性、不精确性以及发表偏倚（这里没有详尽列出所有因素）

据。经过对结局不直接性的慎重考虑，将这些证据的强度下调几个层级至低强度似乎更为合适。

在什么情况下可以正当地提升初始指定为低级别的证据强度？可以考虑如下这个系统评价，该系统评价关注的是那些探讨使用自行车头盔（对比不戴时）保护效应的观察性研究（Cochrane Database Syst Rev, 1999; Issue 4: CD001855）。结果显示头盔有很强的保护效应，能防止头部受伤，这是一个很关键的结果。OR 测定的效应大小为 0.31，95% *CI* 在 0.26 ~ 0.37。由于观察性研究设计存在偏倚风险，而这种偏倚会夸大系统评价中所观察到的头盔的保护效应，因此初始时的证据强度级别设定为低强度。然而，所观察到的较大的效应值不太可能完全是由观察性设计固有的偏倚所造成的，真实的效应可能会小一些，但在现实中也不太可能一点保护效果都没有。这就提升了我们对所观察到的效应的信心，并且，我们也有适当的理由将证据强度从低强度提升至中等强度。

再举一个例子，使用抗生素治疗中耳炎（框 5.2）。在系统评价中得到了一个比较合理的较大的效应点估计值。针对关键结局——鼓膜穿孔的 OR 值为 0.51，说明使用抗生素可把穿孔的概率减少一半。但是该点估计值的可信区间为 0.2 ~ 1.26，也就是说，其益处甚至有可能减少 80% 的穿孔概率。然而，该可信区间的另一端跨越了无效线（OR=1.0），而且也包含了抗生素增加 26% 的穿孔概率的可能性。对于抗生素在穿孔方面的真实效应，该研究结果是非常不确定的。如此，我们就可

异质性是研究间效应的变化，可能是由各研究中的人群、干预措施和结局（临床异质性）等关键特征以及研究设计及质量（方法异质性）等方面的差异引起的

优势比（OR）是二分类数据的效应测量值，是实验组的概率与对照组概率之间的比率

剂量－反应关系显示，剂量加大，暴露与结局之间的关系强度就会增加

以比较公正地判定，结果中的这种不精确性应当将证据强度降低几个层级，从高强度降至低强度。

剂量－反应关系显示出，随着剂量的增加，关联强度也在增加。这可以提升来自观察性研究的证据强度级别。来看一些观察性研究，它们都一致地表明，患者使用口服抗凝药，其出血风险会随着国际标准化比值（INR）的升高而增加。无须再说，对提升和降低证据强度级别的准则的运用都必须审慎、透明。

5.2 将发现制成表格来辅助解读

为提升透明度，需要做一个研究发现汇总表。根据干预结局把研究结果和证据强度级别分成不同的层级。每一项干预结局都包括对应的研究数量和参与者数量，以此说明证据的变化有多大。共有 11 项研究检查了抗菌疗法治疗中耳炎的效果。其中 9 项研究包含了 2287 名患者，针对的结果为治疗的 2 ~ 7 天内的疼痛症状；而另外 2 项研究包含了 381 名患者，评价了对鼓膜穿孔的预防效果（框 5.2）。

因为各种结局所对应的证据强度可能是不同的，即使是来自相同研究的证据，因此，证据强度应当分别针对每一种结局来进行评价。比如，在中耳炎这个例子当中（框 5.3），以治疗中的 2 ~ 7 天内的疼痛症状这一结局为例。由于人群、干预措施和结局都直接指向所提出的问题，而且各研究在方法质量上也没有局限性，因此其证据强度是很高

框 5.2　汇总一项针对基层医疗中患中耳炎儿童使用抗生素的效力的系统评价的发现

结局的重要性	结局	优势比（95% CI）	基线风险（未治疗风险）	接受治疗的风险 *（95% CI）	危险差（95% CI）	NNT 或是 NNH +（95% CI）
重要的	2~7 天内的疼痛症状 9 项试验	0.57（0.45~0.73）	中等 每 1000 人，260 例（26%）	每 1000 人，167 例（137~204）	每 1000 名治疗的患者少 93 例（56~123）	11（8~18）
关键的	鼓膜穿孔（在 7 天的随访中使用耳镜或检查耳是否流脓进行评估）2 项试验	0.51（0.2~1.26）	低 每 1000 人，17 例（1.7%）	每 1000 人，9 例（3~21）	每 1000 名治疗的患者少 8 例（少 14 例至多 4 例）	125（NNT:250~NNH:71）
			中等 每 1000 人，160 例（16%）	每 1000 人，89 例（37~134）	每 1000 名治疗的患者少 71 例（少 123 例至多 34 例）	14（NNT:29~NNH:8）
重要的	不良反应（呕吐、腹泻、皮疹）4 项试验	1.94（1.28~2.94）	低 每 1000 人，10 例（1%）	每 1000 人，19 例（13~29）	每 1000 名治疗的患者多 9 例（3~19）	111（52~333）
			高 每 1000 人，300 例（30%）	每 1000 人，454 例（354~558）	每 1000 名治疗的患者多 154 例（54~258）	6（3~18）

框 5.3　评价一项针对在基层医疗时使用抗生素治疗患中耳炎的儿童的效力展开的系统评价中所整合的证据强度

结局及其重要性	研究设计	结局测量的直接性	研究质量（偏倚风险）	结果的不一致性（异质性）	效应的不精确性	发表偏倚	证据强度
2～7 天内的疼痛症状（重要的）	随机试验 初始指定为高质量水平	直接 → 不变	无局限性 → 不变	一致 → 不变	精确 → 不变	未检测 → 不变	高
鼓膜穿孔（关键的）	随机试验 初始指定为高质量水平	直接 → 不变	有严重的局限性 → 降低	一致 → 不变	不精确 → 降低	未检测 → 不变	低
不良反应（重要的）	随机试验 初始指定为高质量水平	直接 → 不变	无局限性 → 不变	一致 → 不变	不精确 → 降低	未检测 → 不变	中等

* 接受治疗的风险是以未治疗风险以及干预的优势比为基础的。用 GRADEpro 软件计算。该软件在 www.gradeworkinggroup.org 可免费获得。

[译者注：GRADEpro 软件的使用可参阅曾宪涛、田国祥、牛玉明，等. GRADEprofiler 软件的使用简介. 中国循证心血管医学杂志，2011，3（5）：390-392.，该文可直接从《中国循证心血管医学杂志》官网免费下载。再者，该软件当下已升级为在线版本，在线版本软件的使用可参阅陈昊、王艳、胡轩铭，等. GRADEproGDT 在干预性系统评价证据质量分级中的应用. 中国循证医学杂志，2015，15（5）：600-606.，该文可从《中国循证医学杂志》官网免费下载。两者均可参阅由王行环主编，中国协和医科大学出版社 2016 年出版的专著《循证临床实践指南的研发与评价》中的第二章。]

‡NNT 是需治数；NNH 是产生 1 例较差结果的病例数。见 Box 5.4 中的 NNT 计算。

的。此外，各研究的结果都是一致的，效应点估计值对应的可信区间也很狭窄，也没有迹象表明存在发表偏倚。与此相对的则是鼓膜穿孔这一结果。因为有一项大型试验在分析时排除了所有退出研究的患者，之后才对这一结局进行了处理，所以研究质量方面是有局限性的。这就是与所观察效应相关的不精确性。所以，我们对于抗菌疗法在预防鼓膜穿孔方面的信任度比较低。

5.3　发现的适用性

到此刻，我们肯定会认为工作已经完结了，因为我们已经了解了对于该系统评价是否足够信任，对于预期益处（或是害处或其他结局）的大小和范围我们也已经掌握。但是，在评价各项发现的适用性之前，我们尚有一点其他工作需要完成。

我们已经使用框 4.2 中建议的相对项［如相对危险度（RR）和优势比（OR）］进行了效应测评。尽管相对危险度测量值有助于评价效应强度（以及实施 Meta 分析），以此来判断是否值得进行某一干预措施，但还是需要得到针对特定人群的益处的绝对大小，这样就可以理解干预措施的临床意义以及可能的影响。绝对效应可以用危险差（RD）来表示，RD 是小数而非整数（有时它也被称为"绝对危险度降低"）。一般而言，人脑只能很好地解读自然频率或是整数。RD 的倒数将小数转换成了整数，称为需治数（NNT）。在处理不良影响时，相同的计算方法得到的是产生 1 例较差结果的病例

危险差（RD）是对二元数据的效果估计值。在对比研究中，危险差就是两组间事件发生率的差异。

需治数（NNT）是各研究中 RD 的倒数

数（NNH）。然而，这种简单的方法只适用于处理来自个体研究的数据。在使用来自系统评价的相对汇总的效应点估计值时，计算 NNT 就有点复杂了，而可免费获得的软件则有助于这种计算。这些内容在框 5.4 中给出了解释，不过，我们得首先检查一下 NNT 的一些优点。

有关卫生保健方面的决策受多方面因素的影响。Meta 分析中的效应强度及其统计学意义只能提供所需的部分信息。比如，当我们已经掌握了有关患者不接受治疗的某种结局的风险的相关信息后，对汇总的效应进行解读时，我们判断，与治疗相关的发病率以及费用可能抵消了其所带来的好处，因此我们可能决定不在低风险患者中运用这种干预措施。所以，我们可能只对高风险患者实施此种疗法。相对效应点估计值往往在不同的基线风险间都是恒定不变的，因此，在修订治疗决策时，它们就不那么有用了。然而，NNT 却对基线风险的改变非常敏感，使我们能够区别对待各种干预措施的益处。NNT 值越高，临床医师要在一名患者身上达成某种有益的效应所要治疗的患者数量就越大。因此，医师就不倾向于推荐治疗，而他们的患者则更倾向于避免治疗。在基线风险较高（即不良预后）的患者中，NNT 值往往低于那些风险较低（即预后良好）的患者。NNT 值越低，临床医师在一名患者身上达成某种有益效应所要治疗的患者数量就越少；医师就更倾向于推荐这种疗法，患者对接受这种治疗的热情也就越高。

基线风险是未接受干预措施人群中的结果风险，与潜在疾病的严重性以及预后因素相关。基线风险对于确定从某一干预措施中获益最大的人群至关重要

预后是某种疾病可能出现的一种过程或结局。预后因素是影响病程的患者特征或疾病特征。良好的预后与低概率的不良结局相关。不良预后则与高概率的不良结局相关

框5.4 区别对待从各种系统评价到临床情节中获得的汇总效果

自由式问题 在妊娠早期使用阿司匹林可以预防之后出现高血压吗?
结构式问题
- 人群   妊娠早期的女性
- 干预   低剂量阿司匹林
      对比:安慰剂或无治疗
- 结局   妊娠高血压
- 研究设计 试验性研究(框1.4)

汇总与阿司匹林效力相关的证据(来源于文献 BMJ,2001,322:329-333)

  共有 32 篇相关研究。阿司匹林预防妊娠高血压的综合相对危险度(RR)为 0.85,95%*CI* 为 0.78~0.92(RR 值小于 1.0 说明相比对照组,阿司匹林治疗具有优势)。

探索在各风险组间阿司匹林相对效应的变化

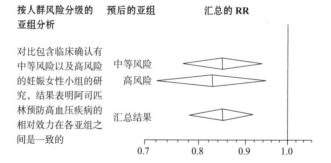

在妊娠早期的各风险组中区别对待阿司匹林的预防作用

  根据临床史以及多普勒超声检测结果进行风险小组划分,并计算每个小组中使用阿司匹林预防妊娠高血压的需治女性人数。这将有助于决策,因为根据以下的 NNT 数值,医师会倾向于对多普勒检测结果呈阳性的女性进行治疗,而不那么倾向于对多普勒检测结果呈阴性的女性进行治疗。

风险组	基线风险[*]	NNT[+]
临床史：高风险		
多普勒检测结果阳性	23.5%	29
多普勒检测结果阴性	7.8%	86
临床史：中等风险		
多普勒检测结果阳性	18.8%	36
多普勒检测结果阴性	2.5%	267

[*] 基于一项关于多普勒检测预测妊娠高血压诊断准确性的系统评价（*BJOG, 2000, 107: 196-208.*）。

[+] 使用以下公式计算：*NNT=1/〔BR×（1–RR）〕，其中 BR 为基线风险，RR 为 0.85。*
如果汇总的效应量为优势比（OR），则需要用以下的公式：

$$NNT = 〔（1–BR）+（OR \times BR）〕/〔BR×（1–OR）×（1–BR）〕$$

文献来源于 BMJ, 2001, 322:329-333.

　　如何根据各系统评价中相对综合的效应值生成 NNT 值呢？有一个先决条件就是在各项有着不同基线风险的研究间，相对效应值实际上是一致的。根据经验所获得的证据表明，Meta 分析中使用随机效应模型获得的汇总的 RR 值和 OR 值在各种基线风险间都是适度一致的。在我们的系统评价中，我们可以在对分级后的研究所进行的亚组 Meta 分析中探索这一现象，而研究的分级则是根据所征募患者的预后分类进行的。当这种分析在相对效应值上呈现一致时，我们就可以使用它们来生成 NNT 值了。当然，我们还需要与患者的临床状况及预后相关的信息，这就要求我们要利用效力评价之外的证据了。我们可能会发现，受到患者特定情况限制的系统评价证据可能会导致要在不同的患者中采用不同的治疗方法。比如，参考框 5.4 中描述的各风险组间 NNT 值的变化，针对临床中等风险组中的女性，我们可能会决定对多普勒检测结果呈阳性的患者而不是检测结果呈阴性的患者进行治疗。

运用之前的一个例子——抗生素治疗患有中耳炎的儿童（框 5.2），我们要考虑区别对待从各系统评价到各临床情景中获得的汇总效果的意义。当 OR 为 0.57 时，在有中等风险出现这种症状的儿童中（对比不进行治疗），在有中等风险出现疼痛症状的儿童中，抗生素可以将 2 ~ 7 天内的疼痛风险从 26% 降至 16.7%。也就是说，每 1000 名儿童接受治疗就会少出现 93 例有疼痛症状的患者，即 NNT 为 11。而这一有益效果要权衡抗生素可能导致的各种不良反应，如呕吐、腹泻以及皮疹。在未进行抗生素治疗的儿童当中，很少有人出现这些症状（比如每 1000 名儿童中出现 10 例，1%），而接受抗生素治疗的儿童中，每 1000 名就会多出现 9 例不良反应的症状，其 OR 值为 1.94。这与 NNH 值 111 相符。如果对不良反应的基线风险高，那么情况就完全不同了，也就是说每 1000 名儿童中会有 300 例，即 30%。这样，在每 1000 名接受治疗的儿童中就会另有 154 人出现不良反应，相应的 NNH 则正好是 6。要有效解决各种情景，就必须在不同的背景下对系统评价的发现进行理智的解读。

不良反应是由某种干预措施造成的不良的、意料之外的有害或令人不快的反应

5.4 生成推荐意见

为卫生保健执业医师提供基于证据的"基础标

准"信息极大地增加了系统评价的用处。根据汇总在系统评价中的研究发现生成分级的实践建议就有助于达到这一目标。在临床实践指南中常常使用这种方法。在从证据分析到形成建议的这一过程中有很多地方会出现问题。在这一步骤当中，我们将对一些常见的错误概念进行修正，并对一些在为实践生成建议时起关键作用的因素给出一个简要的概述。

各种推荐建议应当传达明确的信息，并尽可能简单，以方便在实践中遵循。为达到这种效果，指南制定人员需要从高质量的系统评价开始着手，而这则是为医疗卫生实践制定建议的起始点。我们以及其他执业医师真正想知道的与建议有关的方面是这些建议的可信性怎样。而所谓可信性，大多数人所指的是某条信息的可信赖程度和可靠性。一条建议的可信性只是部分取决于系统评价中整合的证据强度。指南制定人员需要就其他一些问题进行额外的判断，比如在框 5.5 中所列的那些问题。可信性要求制定建议所涉及的全部判断都必须是清楚地完成的。框 5.5 中的准则提供了一种方法可以清楚地将各条推荐意见分为强推荐的还是弱推荐的。不用说，强推荐和弱推荐能支持或反对某一卫生保健干预措施。

各种不同的群体都使用推荐建议，如卫生保健人员、患者和普通大众，以及当地的、区域的或是国家政策的制定者。对每种不同类型的使用者来说，强推荐或是弱推荐可能会有不同的意义。卫生保健人员可能会视强推荐为一种指示，建议几乎所

> **循证医学（EBM）**
> 是谨慎、清楚而明智地使用现有的最佳证据来进行医疗卫生方面的决策。[译者注：推荐阅读曾宪涛. 再谈循证医学. 武警医学, 2016, 27（7）:649-654，该文可从《武警医学》官网免费获取]

有患者都应接受所建议的治疗措施，因此他们也会如此来建议他们的患者。而对于患者来说，在获得了全面信息的情况下，强推荐说明绝大多数人都可能做出同样的选择。而卫生保健政策制定者及资助方可能根据强推荐得出这样的结论：对建议措施的遵循程度是测量他们授权提供医疗服务的机构的执行水平的品质指标。

弱推荐可能意味着患者的重视方面和偏好各不相同，因此，尽管证据相同，也可能会采用不同的治疗过程。在这种情况下，临床医师可能就会建议其患者选择一种最适合他们个人重视的治疗方法。对于患者来说，弱推荐所暗含的意思是有相当比例的患者会决定选用不同的治疗方案，而他们可能会想要说明在这种情况下他们各自的偏好。根据弱推荐，卫生保健政策制定者会得出的结论可能就是：对推荐措施的遵循程度不适合作为一种品质指标。在本情景中，记录与患者之间所进行的有关替代治疗选择的文档会是一种更好的照护规范标准。

框 5.5　制定推荐意见时需要考虑的关键方面

考虑的方面

平衡想要的和不良的效果	想要的效果与不良的效果之间的巨大差异增加了生成强推荐的可能性。而微小的差异则增加了形成弱推荐的可能性
所有关键结果证据的总体强度	证据强度级别越高，生成强推荐的可能就越高（框 5.1）
重视的方面和偏好	重视方面和偏好的巨大差异或是不确定性都增加了生成弱推荐的可能性
费用（资源分配）	一种干预措施的费用越高，生成强推荐的可能性越低

强推荐和弱推荐的意义

意义	强推荐	弱推荐
对患者而言	在这种情况下，大多数患者会想要接受推荐的治疗措施，只有很小的一部分患者不会接受	在这种情况下，大多数人会接受推荐的治疗措施，但也有不少人不接受
对临床医师而言	大多数患者都应当接受推荐的治疗措施	不同的患者适合采用不同的选择，医师必须帮助每一位患者做出符合其重视方面和偏好的治疗决策
对决策者而言	在大多数情况下，该推荐意见可以当作是一种政策	制定政策需要进行大量的辩论，而且还涉及众多的利益相关方

在指定某推荐意见为强推荐还是弱推荐时，需要考虑到 4 个关键因素（框 5.5）。第一个因素是某项干预措施所带来的想要的效果与不良的效果之间的平衡，也就是益处和害处之间的平衡。举例来说，已证实心脏病发作之后服用阿司匹林可以预防再梗死，到目前为止，阿司匹林的这一益处超过了其潜在的不良效果以及患者所负担费用 2 项总和的负面影响。发生心肌梗死之后服用阿司匹林的益处显而易见，这就形成了一种强推荐意见。如果益处不那么明显，或者对患者的损害（包括费用和不良反应）更重大，那么指南小组最好是给一个弱推荐，表明患者可以考虑替代疗法，而医师则应当花些时间找出最符合患者偏好的治疗选择方案来。

第二个因素就是确定有益效果的证据的整体强度。相比证据强度级别低甚至是极低的研究中所观察到治疗效果，有力的证据更可能生成强推荐建议。尽管高质量的随机试验已经表明，相对于安慰剂，钙离子通道阻滞剂在降低冠心病以及脑卒中事件方面是有优势的，而这支持形成强推荐建议，但只有病例分析检查了口服硝苯地平治疗慢性肛裂的效用，这就极大地降低了生成强推荐建议的可能性。

第三个因素是患者将之与干预措施相关联的他们重视的方面和偏好。考虑一下新近诊断患有乳腺癌的年轻女性的情况。做决定时，几乎所有的患者都会更加看重高强度化疗在延长生命方面的效果而不是治疗所带来的毒性效果。因此，这种治疗方案就可以作为强推荐建议。再与那些已经诊断为乳腺癌的年长女性的情况做一下对比，对于是否接受高强度化疗，这些患者的决定就各不相同了，而且相对高强度化疗在延长生命方面的效果，可能会有相当部分的患者（尽管仍占少数）会更加看重避免治疗所带来的不良反应。在这种情况下，对于治疗的弱推荐就适当地反映了这些女性在其所重视的方面的不同判断。

第四个影响推荐建议分级的因素就是由推荐建议导致的资源使用，尤其是（但不仅仅是）费用。尽管所有的推荐建议都涉及资源使用，但许多群体在做决定时都不会对这一因素进行明确的考量。在肿瘤溶解综合征的治疗中，尽管拉布立酶更加有效，但其相对别嘌醇而言更加高昂的费用就可能降低推荐其用于治疗建议的等级；推荐阿司匹林给那些出现过心肌梗死的患者使用的这条建议的等级也不太可能由于阿司匹林低廉的费用而降低。

第 5 步汇总：解读研究结果

评价系统评价类文献的关键点

- 与所有关键的和重要的结果相关的数据都报道了吗？

- 针对每一种结局，其证据强度是什么级别？

- 如果系统评价中的证据是可信赖的，那么它对临床实践的意义是什么？

- 推荐意见的推导审慎吗？

- 文章中可能没有提供太多生成推荐意见所需的分析，但是按照本步骤中给出的建议，我们自己就可能可以形成有临床意义的推论了。

实施系统评价的关键点

- 一开始分别从针对每一项关键的和重要的结局的主要发现着手。

- 弄清楚在此之前 4 个步骤中各结尾部分所列的对系统评价进行评价的关键点。

- 在至少考虑了研究设计、方法质量、各研究间结果的一致性、所观察效应的精确性以及发表偏倚及其相关偏倚后给各结局相关的证据指定一个强度级别。

- 探究相对效应中的差异及其原因，特别是在相对效应随基线风险水平或疾病严重程度变化而变化时。干预措施可能只在某些临床组群中有效。

- 根据疾病的严重性计算预计的绝对效应（需治数，NNT），这样我们就能够区别对待系统评价中所观察到的效应，以此满足患者的要求。

- 应当对所有的推荐建议进行分级，强推荐或是弱推荐，在进行分级时要考虑到想要的效果和不良的效果之间的平衡、所有针对关键的和重要的结果的证据强度、患者重视的方面和偏好以及费用。

第二部分 案例研究

　　以下案例研究将阐述如何运用前文所涉及的系统评价理论。一些读者可能更倾向于在进行案例研究之前先了解系统评价理论，也有读者习惯结合前面部分所包含的信息来阅读。每个案例都包括一个要求从系统评价中提取证据的情景，展示了一些系统评价方法，以及一个建议性的情景解决方案。证据的诠释往往基于特定的情景。对其他情景中的系统评价发现做出明智的解读可能会发现不同的解决方法。通过案例研究，我们可以洞悉严格评价并完成系统评价。

　　案例研究1：识别并评价系统评价

　　案例研究2：评价公共卫生干预安全性的相关证据

　　案例研究3：评价与治疗效力相关的证据

　　案例研究4：评价某种诊断试验准确性相关的证据

　　案例研究5：评价定性证据来评估患者体验

　　案例研究6：评价与教育干预效应相关的证据

　　案例研究7：判定证据强度以指导决策

　　案例研究8：是否使用某一疗法？整合有关不良反应的证据

案例研究 1：识别并评价系统评价

从各种系统评价中寻找证据来指导临床实践时，我们可能会在构建问题上面临一些困难。这往往是由处理问题时确定关注范围宽窄的不定性所致。临床医师在为某个特定的患者或问题做出决定之前，会广泛地思考各种临床主题，但证据往往不是以这种方式汇总的。如今，我们很可能会找到关于某个问题的若干系统评价，而意识到这些系统评价各自关注点之间的差异是很重要的。

本案例研究将展示广义和狭义类型问题的优缺点，以及如何识别并评价现有的系统评价。当有若干系统评价都针对某一主题时，本文所讲的内容将有助于我们找到一种筛选相关系统评价的方法，还可以利用评价的关键点（在第一部分各步骤的末尾）更有效地阅读系统评价。

对系统评价中汇总的证据进行识别、评价和应用都包含哪些方面？

构建问题
↓
识别相关文献
↓
评价文献质量
↓
汇总证据
↓
解读研究结果

情景：药物治疗近期发作的精神分裂症

你是一名精神科医师，要为一名近期诊断为精神分裂症的 25 岁的业余吉他演奏者诊治。有这种精神状况的患者可能出现幻觉（经常听到声音）和妄想（与其社会和文化背景相悖的不可动摇的信念）等"阳性"症状，也可能出现情感麻木、缺乏动力、言语和思维混乱等"阴性"症状。你要为这名患者考虑各种可选方案，同时把她的偏好（译者注：意愿和价值观）纳入考虑范围之内。音乐演奏是她的生活乐趣，因此，你认为避免使用导致运动障碍的疗法很重要，以此确保不影响患者进行吉他演奏。

作为一名专业医师，你很了解各种治疗方案，包括使用一些传统的药物（如氯丙嗪、氟哌啶醇）和一系列新型抗精神病药物。这些药物的利弊各不相同，且新型药物也更昂贵。考虑到这些不同，你一直在考虑通过研究文献来检查你开具的处方是否符合最佳证据。

本案例研究在 2002 年生成并用于辅导学习。它在本书中仍保留了原有的形式。因此，文献检索结果并不是最新的。

> **自由式问题**：它描述了一个疑问，你通过一个语言简单（却很模糊）的系统评价为其寻求答案。
>
> **结构式问题**：系统评价人员利用结构化方法将自由式问题转换成一种清晰明确的格式（框 1.2）。这使得该疑问有可能通过现有的相关研究来解答

第 1 步：构建问题

自由式问题

对于近期发作的精神分裂症成人患者而言，不同的药物治疗会产生什么效力？它们的不良影响是什么？

> **效力**是某种干预措施在日常情况下所产生的有益效果的程度

结构式问题

人群　　　近期出现精神分裂症的成人（在本案

例研究中，不关注无反应的精神分裂
症患者）

干预   传统的和新型的抗精神病药物

结局   益处：改善"阳性"和"阴性"症状。
这可能包括对患者的总体状态或精神
状态进行心理测评。不良反应：运动
障碍和其他副作用，如嗜睡

研究设计 有益结局：对处理效力的试验性研究
展开的系统评价。不良反应：对处
理安全性的试验性和观察性研究展
开的各种系统评价

上面所表述的是一个很宽泛的问题。在此问题
的众多组成部分当中，人群这一项相当集中，而干
预、结局以及研究设计都很广泛。传统型和新型干
预措施（有十几种药物疗法）、有益结局和不良反
应、试验性和观察性设计（框1.4）都得要考虑到。
你希望找到一些关注面相对较窄的系统评价，例如
在不考虑其他可用选择的情况下将一种药物同另外
一种进行比较。然而，这并不适合你的案例情景。
你想在考虑完所有可行的疗法后为你的患者选择一
种能够最佳地平衡利弊的治疗方法。

第2步：识别相关文献

近年来的文献数量呈指数式增长。如果你想通
过检索系统评价来指导实践，有可能会检索到许多
系统评价，而这些系统评价可能整合了来自几篇和
你感兴趣的主题相关的研究的结果。这可能让你充

满热情，但同时，文献的多样性也意味着挑战。识别哪些文献需要阅读而哪些不需要阅读，并非是件容易的事。

检索 Cochrane Library

构建好问题之后，你决定检索 Cochrane Library。它有多个数据库，其中一些列在框 0.1 中（译者注：框 0.1 详见本书引言部分）。这是获取有关干预措施效力的系统评价全文以及系统评价方案的最佳资源，而这些系统评价全文及方案都包含在 Cochrane 系统评价数据库（CDSR）当中。此外，它还提供来自效力系统评价摘要数据库（DARE）各种资源的已进行质量评价的系统评价摘要，以及来源于卫生技术评估（HTA）数据库各机构网络的技术评估摘要。2009 年第 4 期的 Cochrane Library 中有以下内容。

- 1906 篇完整的系统评价全文。
- 4027 篇系统评价方案。
- 11447 篇已评价质量的系统评价摘要。
- 7596 篇技术评估摘要。

在 Cochrane Library 中检索系统评价有若干种方法。在 2002 年的 Cochrane Library（第 3 期）查询框内只需输入"精神分裂症和抗精神病药物"，然后点击检索按钮，就会显示 CDSR 中的 59 条记录（50 项系统评价全文和 9 项研究方案），DARE 中的 14 项摘要（框 C1.1），以及 HTA 数据库的 3 条记录。CDSR 中有几篇系统评价，但它们处理的是高度聚焦的问题，比你构建的问题范围更窄。

然而，在 DARE 的 14 项摘要中，前 3 个的标题似乎涉及比较广泛的问题，与你试图回答的问题相似。在 HTA 数据库中检索到的标题里，有一个相关的，而且同 DARE 中识别的 3 个标题中的一个相同（药物治疗精神分裂症）。对于忙碌的临床医师来说，DARE 最有用的特性就是那些为数据库编写结构式摘要的受过培训的人员已经对系统评价的质量进行了评价，这可以帮助你判断哪些文献值得详细阅读，更重要的是，你会明白哪些可以不必细读（框 C1.1）。

选择一篇系统评价详细阅读

根据 DARE 中的摘要题目，你很清楚，只有 3 篇系统评价的关注点较为宽泛，能够兼容你的问题。框 C1.1 显示了与 DARE 文献检索质量相关的摘要的关键发现。《英国医学杂志》（*BMJ*）中的一篇系统评价检索得很全面（尽管关于语言使用限制方面它的报道很模糊），但不是最新的。而药物治疗年报上的另一篇系统评价只检索了一个数据库，它在选择研究方面有语言限制，而且也不是最新的。

还有一篇系统评价则是"对 Cochrane 中的系统评价所做的汇总评价"，而且也不是最新的（最近更新是在 1999 年）。它在 DARE 和 HTA 数据库中的摘要提供了可以链接到其完整文献的网址（www.york.ac.uk/inst/crd/EHC/ehc56.pdf）。实际上，该报道提醒读者，其内容的有效期大概为发表后 1 年，到那时预计会有新的重要的研究证据可用。报

> **Cochrane 系统评价**是遵循 Cochrane 协作网的方法论完成的，且已被纳入 Cochrane Library 的 Cochrane 系统评价数据库中的系统评价

道还指出，作为英国国家卫生署 HTA 项目委托的
即将进行的报道的一部分，该评论将得以更新。

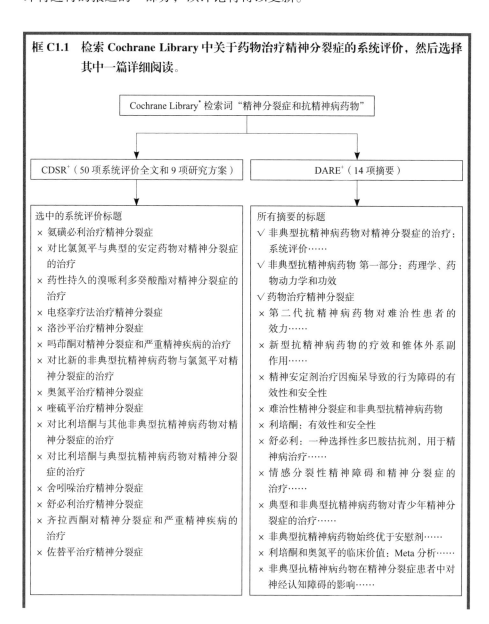

**框 C1.1　检索 Cochrane Library 中关于药物治疗精神分裂症的系统评价，然后选择
其中一篇详细阅读。**

Cochrane Library* 检索词"精神分裂症和抗精神病药物"

CDSR⁺（50 项系统评价全文和 9 项研究方案）

DARE⁺（14 项摘要）

选中的系统评价标题
- × 氨磺必利治疗精神分裂症
- × 对比氯氮平与典型的安定药物对精神分裂症的治疗
- × 药性持久的溴哌利多癸酸酯对精神分裂症的治疗
- × 电痉挛疗法治疗精神分裂症
- × 洛沙平治疗精神分裂症
- × 吗茚酮对精神分裂症和严重精神疾病的治疗
- × 对比新的非典型抗精神病药物与氯氮平对精神分裂症的治疗
- × 奥氮平治疗精神分裂症
- × 喹硫平治疗精神分裂症
- × 对比利培酮与其他非典型抗精神病药物对精神分裂症的治疗
- × 对比利培酮与典型抗精神病药物对精神分裂症的治疗
- × 舍吲哚治疗精神分裂症
- × 舒必利治疗精神分裂症
- × 齐拉西酮对精神分裂症和严重精神疾病的治疗
- × 佐替平治疗精神分裂症

所有摘要的标题
- √ 非典型抗精神病药物对精神分裂症的治疗：系统评价……
- √ 非典型抗精神病药物 第一部分：药理学、药物动力学和功效……
- √ 药物治疗精神分裂症
- × 第二代抗精神病药物对难治性患者的效力……
- × 新型抗精神病药物的疗效和锥体外系副作用……
- × 精神安定剂治疗因痴呆导致的行为障碍的有效性和安全性
- × 难治性精神分裂症和非典型抗精神病药物
- × 利培酮：有效性和安全性
- × 舒必利：一种选择性多巴胺拮抗剂，用于精神病治疗……
- × 情感分裂性精神障碍和精神分裂症的治疗……
- × 典型和非典型抗精神病药物对青少年精神分裂症的治疗……
- × 非典型抗精神病药物始终优于安慰剂……
- × 利培酮和奥氮平的临床价值：Meta 分析……
- × 非典型抗精神病药物在精神分裂症患者中对神经认知障碍的影响……

选择一篇系统评价详细阅读		
DARE 中的摘要所对应的系统评价	检索质量	是否深入阅读
Atypical antipsychotics in the treatment of schizophrenia: systematic overview and meta-regression analysis. BMJ, 2000, 321: 1371–1376.	检索 MEDLINE、EMBASE、PsycLIT 和 Cochrane Controlled Trials Register 数据库，日期截止到 1998 年 12 月。没有描述语言限制	不深入阅读，已过时
Atypical antipsychotics part I: pharmacology, harmacokinetics, and efficacy. Ann Pharmacother, 1999, 33: 73–85.	MEDLINE 数据库的搜索日期仅从 1986 年 7 月到 1998 年 6 月。选择的研究限制为英文类	不深入阅读，已过时
Drug treatments for schizophrenia. Effective Health Care Bull 1999:5(6). (www.york.ac.uk/ inst/crd/ EHC/ehc56.pdf)	对 1999 年 Cochrane Library 中的 Cochrane 系统评价所进行的汇总评价	深入阅读。互联网上的公告显示已委托更新，可从以下网站获得最新系统评价：www.ncchta.org/ project/htapubs.asp

*2002 年第 3 期 Cochrane Library 的搜索结果。

*CDSR，Cochrane 系统评价数据库（Cochrane Database of Systematic Reviews）；DARE，效力系统评价摘要数据库（Database of Abstracts of Reviews of Effectiveness）（详细内容见框 0.1）。

这些信息可以引导你查询 HTA 项目的网页（框 0.1）。一个受 HTA 项目委托的类似项目已经取代了上述这一项目，而且相关数据最近也已经发表（但尚未纳入 Cochrane Library 的 HTA 数据库）。最终，这个系统评价收录了不少于 8 篇关于新型抗精神病药物的优点、副作用以及成本效益的系统评价，涉及药物包含氨磺必利、氯氮平、奥氮平、喹硫平、利培酮、舍吲哚、齐拉西酮和佐替平。考虑到有人曾再次提出使用氯氮平这一相对古老的药物治疗无反应的精神分裂症，这个案例研究的剩余部分就不再涉及这一药物。实际上，这些系统评价是以之前你在 CDSR 中已识别的 Cochrane 系统评价的更新内容为基础的。在准备新的系统评价之前，检查是否有已完成的系统评价或是正在进行的系统评价是很重要的，而这种检索所强调的正是这个重要性。

第 3 步：评价文献质量

鉴于这篇报道规模较大，而且纳入的文献是使用相同的方案准备的，因而可以采取两步法对其进行评价。先检查整篇报道的质量，如果满意的话，在解读研究结果时仔细查看每篇系统评价所包含的证据数量和质量。

安全性与干预措施导致的不良反应有关

在这篇报道中，1999 年的各项 Cochrane 系统评价已由相关研究更新，而这些研究是通过对 20 多个数据库进行全面的文献检索、浏览检索到的文章的参考文献、10 个会议论文集、正在进行的试验注册库以及制药公司所提交的研究报道中得到的。另外，此报道进一步检索了涉及罕见的或长期的有害结局的非随机研究，使用针对效力和安全性研究的各自的质量评价清单来评价已纳入证据的质量，用合适的方式合成并解读各个研究。由于缺乏相配的数据，对发表偏倚和相关偏倚风险评价受到了制约，但文献检索的全面综合性足以确保此报道能够提供最佳的可用信息（框 C1.2）。

框 C1.2 关于药物治疗精神分裂症的系统评价的医疗卫生技术评估报道的综合质量评价

第 1 步：构建问题
- 此报道基于预先设定的问题。
- 在实施评价的过程中修改了系统评价中的问题，但有正当的理由。
- 知道研究结果似乎没有过度地影响这些问题。

第 2 步：识别相关文献
- 文献检索比较全面，涉及 20 多个数据库、10 个会议论文集、正在进行的试验注册库以及检索到的文章的参考文献。除此之外，制药公司也提交了他们自己的研究报告。
- 预先制定选择标准，并由两名独立的评价人员选择文献。
- 似乎不太可能遗漏相关研究。

第 3 步：评价文献质量
- 对系统评价所纳入的研究进行质量评价。
- 质量是研究选择的一个衡量标准（第 2 步）：针对效力，把试验性研究收录在内；针对安全性，制定了明确的针对研究设计方面的纳入标准。
- 对选择的研究进行更加详细的质量评价。质量评价条目符合之前提出的问题。
- 探究文献质量的差异来解释异质性，在适当的地方选择性地使用 Meta 分析（第 4 步）。

第 4 步：汇总证据
- 评价效应的异质性。
- 提前规划，针对已纳入系统评价中的变量，用广泛的术语探索异质性。
- 各研究间的临床特征差异可导致异质性。
- 研究设计和质量的差异也可导致异质性。
- 根据与异质性及其原因相关的信息，选择性地适当进行 Meta 分析。

第 5 步：解读研究结果
- 由于得不到与所有结果有关的相配数据，只能有限地处理发表偏倚和相关的偏倚风险。
- 虽然没有根据证据质量对推荐强度做出正式的分类，但也是把大部分研究的质量纳入考虑范围之内以后才得出清晰的结论的。
- 系统评价中纳入证据的可信度：纳入研究的质量以及相关的对比数量都是有限的。

- 本系统评价发现对临床实践的意义：系统评价所提供信息存在一些局限性，难以为实践生成持久性的推断。

严格评价均以本书第一部分每个步骤的末尾处所列出的关键点为基础。

完整的评价报道可从以下网址获得：www.ncchta.org/project/htapubs.asp。

第4步：汇总证据

本系统评价中共有171篇试验性研究和52篇观察性研究涉及罕见的或长期的效应。然而，并不是所有的研究质量都很理想，而且进行直接比较来评价相似结果的研究数量也很有限。框C1.3汇总了不同系统评价的发现。在新型药物中，奥氮平和利培酮的效力和安全性最受关注。

有益效应

有证据显示，传统抗精神病药和新型抗精神病药物的效力差不多。各种新型抗精神病药物在其效力方面也没有明显的差异。没有哪一种新型抗精神病药物比其他新型药物更有效，整体而言，新型抗精神病药物似乎也不比传统药物更有优势。

不良反应

与传统药物氟哌啶醇相比，新型抗精神病药物在运动障碍方面的不良反应可能更少一些。例如，有7项研究显示，利培酮造成行动障碍的相对危险度值是0.64（95%*CI*为0.56~0.73）。与氟哌啶醇相比，似乎所有的新型药物所造成的副作用都有轻

框 C1.3　评价医疗卫生技术评估报道中对药物治疗精神分裂症进行的系统评价中所纳入证据的质量

	试验性研究总数量		效力（精神分裂症状的缓解）		安全性（行动障碍以及嗜睡）	
	对比传统药物	对比其他新型药物	对比传统药物	对比其他新型药物	对比传统药物	对比其他新型药物
氨磺必利	13	4	大多数的结果稍微好点	没有重大差异	行动障碍少	数据不全，没有明显的差异
奥氮平	24	14	大多数稍微好点	没有重大差异	行动障碍和嗜睡情况少	没有明显的差异
喹硫平	9	1	大多数的结果都好，通常稍微好一点	只有一种可对比	行动障碍少，可能导致嗜睡	可用的数据非常少
利培酮	27	19	大多数的结果都好，通常稍微好一点	没有重大差异	行动障碍和嗜睡情况相似	相似
舍吲哚	2	0	无明显区别，数据不多	没有可用的对比	行动障碍少	
齐拉西酮	9	4	公共领域数据不多*	非公共领域研究*	比氟哌啶醇导致的行动障碍少	非公开可用数据*
佐替平	8	3	结果相同或更好	可用的对比非常少	行动障碍少，嗜睡情况没有差别	可用数量非常少

* 管理机构（英国国家临床优化研究院，www.nice.org.uk/cat.asp?C-32878）考虑这一证据后做出如下结论：对于最新诊断的精神分裂症患者，可以考虑开具以下新型口服抗精神病药物中的一种用于治疗，比如氨磺必利、奥氮平、喹硫平、利培酮或佐替平。为得出这一结论，该管理机构使用了公共领域不可用的机密信息。此外，它指出，该推荐以 3 年为一个期限，之后将考虑最新累计的证据，从而可能重新修订其结论。

完整的评价报道可从以下网站获得：www.hta.nhsweb.nhs.uk/。

微不同，而这些副作用对于不同的精神分裂症患者及其照护者而言，其重要性也各不相同。

那些服用氯氮平或喹硫平的患者可能比服用传统药物的患者更容易出现日间嗜睡（嗜睡状态）和困倦的症状。然而，奥氮平、氨磺必利、舍吲哚，或许还有利培酮，它们导致的嗜睡症可能比传统药物少。但没有证据证明其他新型药物比传统药物的镇静作用更强或更弱。

第 5 步：解读研究结果

在使用第 5 步中的要点解读研究结果时，评价证据的强度是非常重要的。总体来说，有关对比新型药物和传统药物的效力及其安全性的可用证据质量并不高，往往都是基于短期研究的。选择传统型还是新型药物所依赖的基础也并不像人们所期望的那么有力。然而，有关奥氮平和利培酮的证据最多，表明其效力相当于或是优于传统药物，并与其他新型药物类似。证据也同时显示，它们在行动障碍和嗜睡等方面的不良反应更小。虽然证据质量存在差异，但是通过对可用的质量最高的研究进行亚组分析之后，其结果并没有改变。综合考虑这些证据之后，你会更加倾向于使用奥氮平或利培酮，除非有明确的用药禁忌。

> 针对重要问题根据观察到的效应进行评价，而我们对此评价正确性的信任程度则是**证据强度**。证据强度需要考虑结果测评的直接性、研究设计、研究质量、异质性、不精确性以及发表偏倚（这里没有详尽列出所有因素）

情景解决方案

考虑到你的这名患者对音乐的爱好，你认为要选择一种避免导致行动障碍和嗜睡的治疗方式才行，这样就不会影响她演奏吉他。你决定先从奥氮平或利培酮开始，并仔细监控相关的益处和不良反应。如果此种疗法不能有效地缓解症状，或者出现不可接受的副作用，你将改用其他药物。

案例研究 2：评价公共卫生干预安全性的相关证据

干预措施安全性的系统评价不像其效力方面的系统评价那样常见。安全性方面的研究会涉及一些常见的有害结局，这些内容可能会在涉及效力的研究中一并处理。然而，大多数试验性研究主要关注效力，其次才是关注安全性，也就是说与安全性相关的信息往往只是附带的结局。有害结局比较少见，往往要经过很长一段时间才会显露。因为需要长时间观察很多人，所以要设计和实施安全性研究来获得这些结局就会非常困难。在这种情况下就需要实施观察性研究，而不是试验性研究。在这种背景下，对安全性进行系统评价就要从有各种不同设计的研究中纳入证据了。

本案例研究展示了如何利用一篇已发表的预防性公共卫生干预的系统评价去搜集和评价安全性方面的证据。因为公共卫生干预影响着众多的人群，所以这一主题非常重要，必须确保益处要超过任何潜在的危害。本案例研究演示了如何运用与问题构建、文献识别以及和安全性研究质量评价有关的系统评价理论。本研究是在 2002 年生成的，并用于

> 第 1 步：构建问题
> ↓
> 第 2 步：识别相关文献
> ↓
> 第 3 步：评价文献质量
> ↓
> 第 4 步：汇总证据
> ↓
> 第 5 步：解读研究结果

> **效力** 是某种干预措施在日常情况下所产生的有益效果的程度

辅助学习。在本书中，我们进行了文献检索以寻找自 2000 年以来出版的系统评价。有 9 篇文献评价了对广泛人口的饮用水加氟是否安全。所有新系统评价的研究结果均与我们最初的案例研究的结论一致。因此，我们决定将这个安全性案例研究保留与其第 1 版相同的样式。

安全性与干预措施造成的不良反应相关

情景：饮用水加氟的安全性

你是一名饮用水加氟地区的公共卫生专业人员。一直以来，你和你的同事都相信饮用水加氟有利于口腔健康。然而，各种利益相关的群体则担心，这种措施会致癌。最近，该地区的地方当局迫于这些群体的压力，开始考虑这一公共卫生干预措施的安全性。

过去，大多数的公共卫生决策都是基于判断力以及实施的可行性。然而近些年来，越来越多的人要求当局在对事件做出决策时应对事件的科学依据进行系统评价。你饶有兴趣地观察着这一发展变化，而且现在你有机会亲自运用这一方法。你预期，在不久的将来，关于饮用水加氟安全性的讨论会更加激烈，因此你想做好准备，利用文献中的证据来为将来所做的各种决定提供证据。

通过 PubMed 自由访问界面 www.ncbi.nlm.nih.gov/entrez/query.fcgi）使用 MEDLINE 数据库，在查询框内输入"饮用水加氟"，检索到 588 篇可能为这一问题提供相关信息的引文。这么多的研究让你感到有点震惊，目前你的日常安排已经很满

自由式问题：描述了一个你通过语言简单（但是模糊）的系统评价为其寻求答案的疑问。

结构式问题：系统评价人员使用结构化方法将自由式问题转换成一种清晰明确的格式（框 1.2）。这使得该疑问有可能通过现有的相关研究来解答

了，你怀疑是否还能空出时间来进行必要的文献阅读。在系统评价功能下进行相同的查询，你做了一次 PubMed 临床查询搜索（www.ncbi.nlm.nih. gov/entrez/query/static/clinical.html），最后找到 4 篇引文，有 3 篇是系统评价，还有一篇就很适合处理你当前所关心的问题。

- Systematic review of water fluoridation. BMJ, 2000, 321: 855-859.（貌似相关。）

- Association of Down's syndrome and water fluoride level: a systematic review of the evidence. BMC Public Health, 2001, 1: 6.（貌似不直接相关。）

- Exposure to high fluoride concentrations in drinking water is associated with decreased birth rates. J Toxicol Environ Health, 1994, 42, 109-121.（貌似不直接相关。）

- Factors influencing the effectiveness of sealants-a meta-analysis. Community Dent Oral Epidemiol, 1993, 21: 261-268.（貌似不相关。）

顺便说一下，如果你在同一天用谷歌搜索引擎（www.google.com）进行互联网搜索，会发现有 15100 条匹配记录，排在第二位的就是一篇系统评价的全文报道，而上述的相关文献就是以此篇系统评价为基础的。

- A systematic review of water fluoridation. NHS Centre for Reviews and Dissemination (CRD) Report 18. York, University of York, 2000.（文献获取网址为 www.york.ac.uk/inst/crd/fluorid.htm。）

你认为使用该系统评价是一个不错的出发点，因为相比获取并阅读如此大数量的个体研究，使

用该系统评价可以节省大量时间（以上检索均在
2002 年进行）。

第 1 步：构建问题

自由式问题

饮用水加氟预防龋齿安全吗？

结构式问题

<table>
<tr><td>人群</td><td>使用公共给水系统饮用水的人群</td></tr>
<tr><td>暴露</td><td>加氟的饮用水（自然或人为）对比不
加氟的饮用水</td></tr>
<tr><td>结局</td><td>癌症是卫生当局所讨论的主要关注结
局。因为有人认为氟化物对骨骼也有
影响，所以你决定也要考虑一下其他
结局，比如氟中毒（氟斑牙）和骨折</td></tr>
<tr><td>研究设计</td><td>检查至少 2 组人群（一组饮用水加氟，
另一组饮用水不加氟），结果采用任
何类型设计的比较研究（框 1.4）</td></tr>
</table>

初始系统评价涉及 5 个不同的问题。本案例研
究只集中讨论（主要是为了浅显易懂）与上面描述
的结局相关的安全性问题。

第 2 步：识别相关文献

为了尽可能放宽搜索范围，进而捕获尽可能多
的相关引文，检索各种不同的医学、政治和环境 /
科学数据库，以识别探讨饮用水加氟的效应的初

> **问题组成部分**
>
> **人群：**合适的参与
> 者样本。
>
> **暴露：**比较暴露和
> 不暴露的群组。
>
> **结局：**干预措施引
> 起的健康状况的变化。
>
> **研究设计：**用来评
> 估干预措施效应的研究
> 方式

始研究（框 C2.1）。该系统评价所检索的数据库范围要远远超过临床问题评论通常所覆盖的范围。为了能够覆盖可对 MEDLINE 和 Embase 进行电子访问之前的时间段，还手工检索了若干年前的医学文献索引和医学文摘（直至 1945 年）来补充电子检索结果。使用互联网进一步完善文献检索。用各种互联网搜索引擎去寻找可能提供参考文献的网页。另外，有各种网页来向公众展示系统评价，还可以让个人和组织提交参考文献或报道。由于检索了许多不同的数据库，因此获得的引文在一定程度上存在重复，这不足为奇。删除重复文献之后，还剩下 3246 项引文，从中选择相关研究用于系统评价。

> **识别相关文献**
> ● 生成检索术语组合。
> ● 检索相关电子数据库。
> ● 检索其他相关资源。
> ● 获得可能相关引文的全文。
> ● 根据预先设定的选择标准纳入或排除研究

对各种数据库进行广泛检索获得的引文比通常检索与关注的临床问题相关的文献时所获得的引文更多（对比案例研究 3）。评价已识别引文的潜在相关性，发现 2511 项引文不相关。评估剩余 735 项引文的全文，从而选择那些至少比较 2 个群组、与饮用水加氟直接相关的初始人类研究。这些条件排除了 481 项研究，剩下 254 项研究进行系统评价。这些研究来自 30 个国家，有 14 种语言，在 1939 年至 2000 年之间发表。在这些研究中，有 175 项与安全性问题相关（框 C2.1）。

第 3 步：评价文献质量

研究选择中研究设计的底线

把研究设计作为确保最低质量水平的标记，这已经在第 2 步中作为一种纳入标准。这在试验性研究中检索与效力相关的证据时易于操作。这是因为通常很难（如果可能的话）在社区层面上对公共卫生干预（比如饮用水加氟）进行随机研究。因此，评价这些干预措施安全性的系统评价不得不逾越试验性研究，从不同类型设计的研究中纳入证据。考虑到易于获得的涉及安全性问题的研究性质，在这个系统评价中我们简单地把设计底线作为选择标准之一：纳入所有设计类型的对照研究，但是排除那些没有任何比对信息的研究（框 2.4）。这样一来，就可以选出那些提供暴露于加氟的饮用水对比不暴露的有害效应的相关信息的研究了。

混杂是对比研究中的一种情形，在这种情况下，结局与某种因素的相关性扭曲了暴露对结局的效应，这防止或导致结局不受暴露的影响。观察性研究中的数据分析可能可以校正混杂

安全性研究的质量评价

挑选出具有可接受设计的研究之后，对其存在各种偏差的风险进行深入的评价，这可以让我们更精确地测评证据的质量。已纳入研究的目的是在暴露于饮用水加氟的群组和没有暴露的群组之间进行对比，从而寻找没有偏差地出现不良结局的比率。第 3 步展示了在效力系统评价中如何开展和实施研究质量评价。设有有效期的安全性研究必须以最小化误分类风险的方式查明暴露和结局，还要建立暴露与结局之间的关系，来调整其他因素的混杂作用。这些方面可能在试验性研究中实施得更为稳健，但它们通常只是在短期随访中评价了数量相对较少的参与者。所以，在这些研究中，能够检测到那些通常不会在暴露之后立即出现的罕见结局的可能性是有限的。因此，质量评价的计划多少就得与

比较研究是通过组间对比来评估某种暴露效应的研究

研究的**有效期限**取决于其设计、实施和分析最小化各种**偏倚**的程度

干预措施效力系统评价中的计划有所不同。在本案例研究中，我们简单地评价了一下与安全性研究相关的质量问题。

偏倚要么夸大、要么低估了暴露的"真正"效应

框 C2.1　识别与饮用水加氟的安全性相关的文献

检索的电子数据库

- 阿格里科拉（Agricola）。
- 有关生命科学的数据库（BIOSIS Previews）。
- 人类健康和营养数据库（CAB Health）。
- 护理及相关卫生文献累积索引（Cumulative Index of Nursing and Allied Health Literature，CINAHL）。
- 会议文献索引（Conference Papers Index）。
- 工程索引核心期刊（EI Compendex）。
- 医学文摘数据库（Embase）。
- 环境科学数据库（Enviroline）。
- 食品科学与技术文摘（Food Science and Technology Abstracts，FSTA）。
- 卫生服务技术、管理和研究（Health Service Technology, Administration and Research；Healthstar）。
- HSR Proj。
- 日本科学技术情报中心数据库（Japanese Science and Technology，JICST-E Plus）。
- 拉美和加勒比地区健康科学文献（Latin American and Caribbean Health Sciences Literature，LILACS）。
- MEDLINE 和 OldMEDLINE。
- 美国国家技术情报服务处（NTIS）。
- PASCAL。
- PSYCLIT。
- 公共事务信息服务（Public Affairs Information Service，PAIS）。
- 科学文献索引和社会科学文献索引（Science Citation Index and Social Science Citation Index）。
- 欧洲灰色文献系统（System for Information on Grey Literature in Europe，SIGLE）。
- 毒理学文献数据库（TOXLINE）。
- 水资源文摘库（Water Resources Abstracts）。
- Waternet。

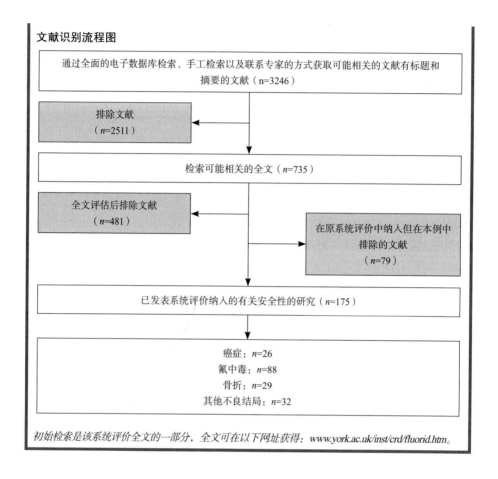

文献识别流程图

通过全面的电子数据库检索、手工检索以及联系专家的方式获取可能相关的文献有标题和摘要的文献（n=3246）

排除文献（*n*=2511）

检索可能相关的全文（*n*=735）

全文评估后排除文献（*n*=481）

在原系统评价中纳入但在本例中排除的文献（*n*=79）

已发表系统评价纳入的有关安全性的研究（*n*=175）

癌症：*n*=26
氟中毒：*n*=88
骨折：*n*=29
其他不良结局：*n*=32

初始检索是该系统评价全文的一部分，全文可在以下网址获得：www.york.ac.uk/inst/crd/fluorid.htm。

　　预计到试验性研究较少，系统评价人员计划在可以最小化以上描述的各种偏差特性的基础上评价研究质量。他们还评价了对暴露和结局的探查，也就是说，调查人员如何确保研究参与者面临问题中涉及的暴露并出现相关结局。前瞻性的设计对此大有裨益。这意味着，如果采用前瞻性的方式进行评价，就更有可能正确识别群组中暴露于（未暴露于）加氟的饮用水和患癌症（未患癌症）的那些人。如果在饮用水加氟之后立即开展研究，则能够更加准确地探查暴露；如果随访时间够长，或者在对暴露状态不知情的情况下进行评价，对结局的探查可能会更加准确。

在检查暴露对结局的影响是如何建立时，系统评价人员评价了各对比组之间除暴露于加氟的饮用水以外的所有方面是否都相似。这么做是因为其他方面的差异可能与不受饮用水加氟影响的关注结局相关，就会使对比产生偏倚。例如，如果暴露于加氟的饮用水的人们同时还有其他一些使他们更易罹患癌症的风险因素，那么与未暴露人群相比，这些在暴露人群中更频现的因素可能就是暴露与结局之间有明显相关性的原因。严格来讲，混杂总会干扰这种研究。在一项（大规模的）试验性研究中，混杂因素预计会在各组间近于均匀地分布（但这种研究尚未涉及饮用水加氟），而在观察性研究中其分布可能就不均匀了。在评价暴露对结局的影响时（采用多变量模型），初始研究人员可以对这些差异进行统计上的校正。校正的变量的数量越多，所观察到的暴露和结局之间的关系就可能越"真实"。

简而言之，前瞻性设计的运用、暴露和结局的稳健探查以及对混杂因素的控制是对安全性研究进行质量评价时需要关注的泛型问题。对水加氟安全性研究中的这些方法方面的特征进行评价需要开发出专门针对这一课题的质量标准。例如，在实施饮用水加氟 1 年内开展的研究比在 1～3 年内开展的研究能更好地探查暴露，而 1～3 年内开展的研究依次又比 3 年后开展的研究要好。这样，研究质量的范围就会从很好地符合质量标准，到存在一些不足，再到完全不符合标准，并归属为框 C2.2 中所

效应是对暴露和结局之间的关系进行的测量

展示的 3 种预先设定的质量分类中的一种。

描述所选研究的质量

根据研究符合质量标准的程度，制定一个质量等级层级（框 C2.2）。纳入的研究都不在最高质量范畴之列，这是因为没有相关的试验性研究，而观察性研究对混杂因素的控制也不总是很理想（在分析中未对 3 个或以上的混杂因素做出校正）。许多研究都缺少前瞻性设计，从而导致暴露探查和结局评价困难。可能可以从该系统评价中获得有关研究质量的更多细节，但是在干预措施安全性系统评价中，普遍缺乏与质量相关的证据，而这一点对于在这一领域经验丰富的人来说已不足为奇。

在对涉及 3 种有害结局的研究进行质量评价时，绝大部分的可用证据的质量都很低，只有几项研究具有中等质量，没有高质量的研究（框 C2.2）。本案例研究的主要关注点就是癌症，值得庆幸的是，与那些评价另外 2 种与骨骼相关的有害结局的研究相比，评价氟化反应和癌症相关性的研究质量最高。

第 4 步：汇总证据

正如我们在第 4 步和第 5 步中所强调的那样，从各种设计形式和质量的研究中汇总证据并不容易。此系统评价详细描述了如何调查研究结果之间存在的差异以及汇总这些差异（无论是否使用 Meta 分析）。本案例研究仅限于对以下结果进行叙述性概述。

框 C2.2　饮用水加氟安全性研究的质量评价清单

质量评价清单

质量因素	质量等级	
	高质量 * 至中等质量	低质量
前瞻性设计	前瞻性	前瞻性或回顾性
暴露测量	饮用水加氟实施 3 年内开展的研究	饮用水加氟实施 3 年后开展的研究
结局测量	长期随访、盲性评估	短期随访、非盲性评估
对混杂因素的控制	至少校正一个混杂因素	没有校正混杂因素

*高质量的研究是指那些前瞻性的、在饮用水加氟实施 1 年内开展的、随访至少 5 年、使用盲法（或其他稳健的方法）测量结局而且至少校正 3 种混杂因素（或使用随机化）的研究——没有符合以上条件的研究。

研究质量的描述

　　评价不同有害结局的研究质量信息分别用 100% 分段条形图进行展示。堆栈中的数据则代表中等质量和低质量的研究数量。没有高质量的研究。

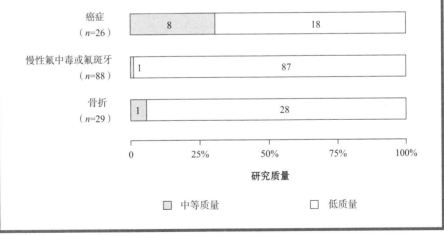

癌症

26项研究探讨了暴露于加氟的饮用水和罹患癌症的相关性。其中，10项研究通过22个分析检查了全因癌症的发生率或死亡率。11项分析发现了负性相关（暴露减少癌症发生），9项分析得到了正相关，2项分析发现没有相关性。只有2项研究结果有统计学意义。因此，饮用水加氟与增长的癌症发生率或死亡率没有明显的相关性。虽然纳入的研究涉及多种癌症类型，特别关注的只是骨及关节类以及甲状腺癌，因为氟化物是由这些器官摄入体内的。6项涉及骨肉瘤和饮用水加氟的研究提供了方差数据，没有发现统计上的显著差异。只有2项研究调查了甲状腺癌，也没有发现它与饮用水氟含量在统计学上有显著的关联。总之，已有的研究证据显示，饮用水加氟与任何一种癌症，特别是骨癌或甲状腺癌的死亡率都没有相关性。中等质量组的研究也得到了这些发现。

氟中毒

纳入研究中关注得最多的有害结果是氟斑牙，共有88项研究聚焦这个结局。多元回归分析显示氟含量和氟斑牙的患病率之间具有强烈的（统计学上显著的）关联。

骨折

29项纳入研究调查了各种骨折部位，其中18项涉及髋骨骨折。对于任何一种骨折，其关联模式都不明确。与癌症研究类似，在骨折研究中，得到正相关和负相关的数量相近。针对髋骨骨折进行的亚组分析也没有发现它和暴露于加氟的饮用水之间有相关性。

第5步：解读研究结果

在本案例情景中，你关注的是以社区为基础的公共卫生干预的安全性。可用研究质量大体上比较低，这意味着对研究结果的解读要谨慎。我们做了大量细致的工作检索众多的（这是不寻常的）数据库，以确保避免遗漏相关研究以及正在进行的研究。在本系统评价中汇总的证据强度可能较低，但在可预测的未来可以获得的证据强度也不过如此。

癌症是本案例情景中最受关注的结局。暴露于加氟的饮用水与特定癌症或所有癌症之间都没有相关性。纳入研究的低质量可能会限制对本系统评价所得结果的解读，但是中等质量的研究同样支持这些与癌症结果相关的发现。

氟中毒（氟斑牙）与饮用水加氟暴露的增加之间既存在简单关联，还有剂量–效应关系。对比0.4 ppm（百万分之一）的氟含量，预计1.0 ppm的氟含量的需治数（NNT）为6（范围为4~21），有时候在这种情况下也被称为产生1例较差结果的病例数（NNH）。这意味着，平均每6个人暴露于高浓度氟化物，就会多1个人出现氟斑牙。骨折和饮用水加氟之间不存在相关性。

证据强度在于结局的关联性、纳入研究的方法质量、结果的异质性、效应的精确性和大小等特征，这些特征可以加强对系统评价中生成的推论的信任度

剂量–效应关系是指暴露与结局之间的关系强度随剂量的增加而变强

情景解决方案

花费了一些时间阅读和理解这篇系统评价，你对这些与安全问题相关的庞大文献量印象深刻。然而，你对可用初始研究的低质量多少有些失望。当然，对安全性进行检测只有在干预措施会产生一些益处的情况下才有意义。通过对益处和害处进行对比，从而为决策提供依据。针对饮用水加氟的有益效应这个问题，本系统评价让你感到安心，证明你和卫生当局之前所认为的是正确的，即饮用水加氟确实能预防龋齿发生。你现在可以继续评价安全性系统评价的发现——通过引入氟化反应来减少龋齿的发生可以结合癌症、氟中毒、骨折以及其他问题一起来考虑。

当相关利益群体再一次因安全性问题施加压力时，你就可以向他们保证，没有证据证明罹患癌症与饮用水加氟有关，你还可以告诉他们也没有骨折的风险。然而，你必须承认存在氟斑牙的风险，这种风险似乎与剂量相关。可以建议那些关注此类问题的人通过其他途径检测他们的氟化物摄入量。你也可以测量你所在地区供水中的氟化物浓度并将其公开，从而与相关利益群体分享这些信息。

尽管该系统评价纳入的研究质量仅为中低等，但它也能够量化你所在地人群关注的安全问题，从而让卫生当局、政要和公众来权衡饮用水加氟的利弊。对一些人而言，龋齿的预防非常重要，所以他们宁愿选择加氟。但对于那些宁愿有龋齿而偶尔拔牙，也不愿有氟斑牙的人而言，审美因素可能更重要。无论如何，你可以宽慰所有群体，目前并没有证据显示饮用水加氟是罹患癌症或发生骨折的风险因素。

案例研究 3：评价与治疗效力相关的证据

并非所有系统评价都能够得出对实践有直接意义的答案，这可能是由于缺乏相关研究。但是证明具有效力的证据的缺失不应该解读成为证明缺乏效力的证据。

本案例研究将展示如何寻找并评价某一系统评价中疗效的证据，以及面临有限的证据时该怎么做。基于一篇已发表的系统评价，很好地展示了如何运用与文献识别、研究质量评价以及无 Meta 分析的合成相关的系统评价理论。

第 1 步：构建问题
↓
第 2 步：识别相关文献
↓
第 3 步：评价文献质量
↓
第 4 步：汇总证据
↓
第 5 步：解读研究结果

情景：抗菌药治疗难治创面

你是学术性初级医疗机构中的一名临床研究人员。许多患者都有由各种病因引起的难治创面。为了把抗菌药用于治疗这些患者，你决定自己制定一种基于证据的临床策略。你之前跟部门中的其他成员讨论过，结果显示他们的诊治是基于以下几个方面。

- 多年前在医学院所学习到的知识。
- 研究生培训时期观察病房内的护士学习到的内容。
- 制药公司代表告诉他们的信息。

几乎没有人能够运用有力的证据来支撑他们的建议。抗菌药多种多样，但似乎并没有明确的方法进行下一步。

你想要亲自做一个相关的系统评价，但是，你决定先去查看文献中是否已经有这样的系统评价，这是非常明智的。利用 PubMed 临床查询检索 MEDLINE 数据库（www.ncbi.nlm.nih.gov/entrez/query/static/clinical.html）。在系统评价特征的查询框内输入"抗菌的难治创面"，然后单击运行按钮，从而找到了如下参考文献，它们是同一篇相关系统评价的两份报道。

- Systematic review of antimicrobial agents used for chronic wounds. Br J Surgery, 2001, 88: 4-21.（该系统评价基于下面的引文。）

- Systematic review of wound care management: (3) antimicrobial agents for chronic wounds. Health Technol Assess, 2000, 4: 21.（网址：www.ncchta.org/execsumm/summ421.htm。）

本案例研究在 2002 年生成并用于辅助学习。在本书进行了更新搜索，又找到另外一篇评论。

- Antibiotics and antiseptics for venous leg ulcers. Cochrane Database Syst Rev, 2008, Issue 1: CD003557。

这一篇系统评价的发现与原始案例研究的结论是一致的。因此，为了慎重起见，我们决定将该案例研究保留与第 1 版中相同的形式。在情景解决方案中，我们提供了有关这篇新的系统评价的额外信息。

第1步：构建问题

自由式问题

在多种可用的抗菌产品中，哪些可促进难治创面的愈合？

结构式问题（框 1.2 和框 1.3）

人群　在门诊受看护的患有各种形式难治创面的成人。我们将难治创面的定义缩小为糖尿病性溃疡、静脉性溃疡、压疮以及慢性溃疡（出于进一步考虑，本案例研究不涉及藏毛窦，它纳入一些相关系统评价中）

干预　全身或局部使用的抗菌制剂（比如抗生素、抗真菌药、抗病毒药和抗菌药）对比常规治疗、安慰剂或抗菌替代产品（排除针对预防的研究）

结局　对创面愈合的一系列评价，比如完全愈合、溃疡大小的变化、愈合率以及愈合时间等。创面完全愈合是临床相关结局，而其余的则是替代性结局

研究设计　随机或非随机的对照研究（非随机研究仅限于选择那些有同期对照组的研究）

问题组成部分

人群：临床合适的患者样本。

干预：比较接受干预和不接受干预的群组。

结局：由干预引起的健康状况变化。

研究设计：评价干预措施效应而进行的研究的方式

替代结局测量代替直接结果测量。其中包括生理变量或亚临床疾病的测量。为确保有效性，替代指标必须在统计学上与临床相关结果相关

第2步：识别相关文献

为了识别尽可能多的已出版和未出版的相关研究，系统评价人员进行了一项全面的搜索（没有语言限制）。电子检索覆盖了 17 个数据库，从初始直至 2000 年 1 月（框 C3.1）。框 C3.2 显示了在 MEDLINE 数据库中所用的检索术语组合。将这些术语进行修改之后，便用于检索其他的数据库。

> **识别相关文献**
> - 开发检索术语组合。
> - 检索相关电子数据库。
> - 检索其他相关资源。
> - 选择引文，检索可能相关的文章。
> - 根据预先设定的选择标准纳入或排除文献

框 C3.1　识别与抗菌药治疗难治创面相关的文献

检索的电子数据库 *

- 有关生命科学的数据库（BIOSIS Previews）。
- 英国糖尿病协会数据库（British Diabetic Association Database）。
- 护理及相关卫生文献累积索引（Cumulative Index of Nursing and Allied Health Literature，CINAHL）。
- 补充医学计算机化信息服务（Computerised Information Service for Complementary Medicine，CISCM）。
- Cochrane 系统评价数据库（Cochrane Database of Systematic Reviews，CDSR）。
- Cochrane Wounds Groups developing database。
- 英国最新研究（Current Research in Britain，CRIB）。
- 有效性评论文摘数据库（Database of Abstracts of Reviews of Effectiveness，DARE）。
- 英国卫生部设立的数据库（Database produced by the Department of Health，UK on health services provided by the NHS nursing and primary care; people with disabilities and elderly people；DHSS）。
- 论文文摘（Dissertation Abstracts）。
- 医学文摘数据库（EMBASE）。
- 科学技术会议录索引（Index to Scientific and Technological Proceedings）。
- ISIR Science Citation Index。
- MEDLINE（见框 C3.2 中的检索词组合）。
- National Research Register（NRR）。
- Royal College of Nursing Database。
- System for Information on Grey Literature in Europe（SIGLE）。

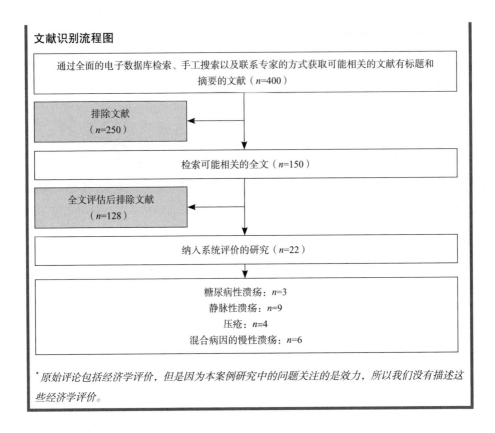

文献识别流程图

通过全面的电子数据库检索、手工搜索以及联系专家的方式获取可能相关的文献有标题和摘要的文献（n=400）

排除文献
（n=250）

检索可能相关的全文（n=150）

全文评估后排除文献
（n=128）

纳入系统评价的研究（n=22）

糖尿病性溃疡：n=3
静脉性溃疡：n=9
压疮：n=4
混合病因的慢性溃疡：n=6

原始评论包括经济学评价，但是因为本案例研究中的问题关注的是效力，所以我们没有描述这些经济学评价。

另外，还手动搜索了电子数据库未包含的 5 个相关杂志、12 个相关会议记录以及检索到的所有文章的参考文献。此外，还咨询了一个该主题的专家小组，以识别在各种检索中未能获得的研究。在系统评价领域，如这般竭尽全力搜集相关文献的范例并不像人们认为的那样常见。最初我们检索到了 400 篇可能相关的引文。在筛选其标题和摘要之后，剩下 150 篇文章做进一步全文审查。尽管做出了最大的努力，最后我们只发现 22 项研究（包括 1000 多名患者）涉及我们提出的问题。

第3步：评价文献质量

研究选择中研究设计的底线

一开始，我们担心具有合理设计的可用研究数量不多，所以就降低了研究选择的底线，除了随机对照试验和非随机的试验性研究之外，允许纳入具有同期对照组的观察性研究（框1.4）。由于与病史对照研究和病例对照研究此类设计相关的偏差风险更高，因此排除此类研究（框2.4）。在22项筛选出来的研究中，18项声称是试验性研究（但只有4项确定是随机的，尽管在分配隐藏方面有一些不足），另外4项是有同期对照组的观察性队列研究。

> **研究设计过滤器**是采用检索术语组合获得具有特定设计的研究引文

描述所选研究的质量

框C3.2概述了如何生成质量评价清单。对筛选出的研究的主要泛型偏倚进行系统性的检查：有可能存在选择偏倚、实施偏倚、测量偏倚或者失访偏倚吗（框3.2）？同时考虑针对系统评价中的问题的人群、干预和结局特定的质量因素。在这篇系统评价中，因为最小化选择偏倚的方法存在弊端，所以纳入标准和排除标准的适当性以及组间溃疡严重程度基线的可比性就尤为重要了。即便是对结局评价人员施盲来最小化测量偏倚，通过对创面愈合过程进行评价来确定结局依然很关键。这是因为结局评价在本质上是不同的。例如，在评价愈合时，结局可能会是完全愈合、溃疡愈合系数、愈合指数、改善分数中的任何一种。鉴于完全愈合对患者

> **偏倚**要么夸大、要么低估了干预措施的"真正"效应

的重要性，它应当被视为最重要的结局。考虑到泛型的以及特定的两方面问题，可生成一个包含 9 个项目的质量评价清单，如框 C3.3 中所示。

我们将这个质量评价清单用于系统评价中纳入的研究（框 C3.4）。但是由于缺失相关报道，研究的质量往往并不清楚，而许多有质量相关信息可用的研究都没有达到期望的质量标准。比如，即使在一些声称是随机的研究当中，其序列生成和分配隐藏方面还是存在一些不足。

框 C3.2　在 Ovid MEDLINE 数据库中识别抗菌药治疗难治创面相关引文所用的检索术语组合

最初的检索术语组合包括 58 组术语，在下面的表格中只选取了其中的一部分，目的是展示怎样构建检索术语组合。

问题的构建与选择相关的术语	术语类型		布尔运算符
	自由词	医学主题词	（见本书"术语表"）
人群：有各种难治创面的患者			
1. 压疮 / 或足溃疡		×	
2. 腿部溃疡 / 或静脉曲张性溃疡 /		×	
3. 皮肤溃疡 /		×	
4. 糖尿病足 /		×	
5. ［（脚底的或糖尿病的或脚后跟或静脉的或血行停滞的或动脉的）adj. 溃疡］.tw	×		OR（捕获人群）
6. ［（压疮或足部的或糖尿病的或缺血性的或压迫性的）adj. 溃疡］.tw	×		
7. （压迫性的或压疮性的）adj. 溃疡 $	×		
8. 其他术语（见该系统评价的原文）			
9. or/1-9			

问题的构建与选择相关的术语	术语类型		布尔运算符
	自由词	医学主题词	（见本书"术语表"）
干预：对难治创面的治疗			
10. 清创术 / 或生物敷料 / 或绷带 包扎		×	
11. 封闭敷裹 / 或覆盖 / 或创面愈合 /		×	
12. 抗生素 / 或生长物质 / 或血小板 源性生长因子 /		×	
13.［清创术或敷裹 $ 或压缩 $ 或乳 膏 $ 或（生长 adj 因子 $）］.tw	×		OR（捕获干预）
14.［抗菌的 $ 或（电的 adj 治疗） 或激光 $ 或营养 $ 或手术 $］.tw	×		
15.（顺势疗法 $ 或针刺疗法或按 摩或反射疗法或超声）.tw	×		
16. 其他术语（见系统评价的原文）			
17. or/10-17			
结局			
没有进行相关检索来捕获结果			
18. and/9,17			AND（合并人群和 干预）
研究设计			
19. 随机分配 / 或随机对照试验		×	
20. 临床对照试验 / 或 I 期临床试 验 / 或 II 期临床试验 /		×	
21. 单盲法 / 或双盲法 /		×	OR（捕获研究设计）
22.［（随机的 $ adj 对照的 adj 试验 $）或（预期的 adj 随机的 $）］.tw	×		
23. 其他术语（见系统评价的原文）			
24. or/19-23 18 and 24			AND（合并人群、干 预和研究设计）
25. 仅限于人类			

第 4 步:汇总证据

在框 C3.5 中,对研究特征和效应进行简短的描述性总结,并制成表格。有许多可用的治疗对比,但这些研究只涵盖了为数不多的患者(每组 8 ~ 52 人)。随访期各不相同(2 ~ 20 周),对结局的测量也不一致。对哪个(些)患者做什么治疗、在什么时期、如何对结局进行评价,这些方面的差异会导致临床异质性的存在,使得针对结果进行有意义的合并难以进行(也不可能进行 Meta 分析)。

> **异质性**是指各研究间效应的差异。它可能由各研究在人群、干预和结局(临床异质性)等关键特征以及研究设计和质量(方法异质性)等方面的差异所引起

检查个体研究中所观察到的效应显示,优势比(OR)的点估计值较大,但大多数效应并没有统计学意义,因为 95%*CI* 包含了没有有益作用甚至是有害作用的可能性。例如,Wunderlich(1991 年)发现,银基产品 SIAX 比各种控制方案都要好,其 OR 值达到了 3.9,但 95%*CI* 却是 0.7 ~ 22.1。同样地,Alinovi(1986 年)证明,与单独的标准治疗相比,使用标准治疗时辅以全身性抗生素的愈合率更差

框 C3.3　抗菌药治疗难治创面效力研究的质量评价清单

临床问题和选择标准

- 问题的性质　　　　对效力进行评价
- 研究设计　　　　　评价治疗的效力，关注某种治疗怎样与另一种治疗做对比
　　　　　　　　　　（框 1.4）
- 研究设计底线　　　纳入标准：随机对照试验（框 5.2）
　　　　　　　　　　　　　　　非随机的试验性研究
　　　　　　　　　　　　　　　有同期对照组的队列研究

　　　　　　　　　　排除标准：病史对照研究
　　　　　　　　　　　　　　　病例对照研究

质量评价清单

1）检查清单的泛型质量评价项目（框 3.2 和框 3.3）
- 生成充分的随机序列把患者分配到各干预组。
　　由计算机生成随机数字或随机数字表。
- 对分配进行充分隐藏。
　　采用稳健的方法防止临床医师和患者预知分配序列，比如，在非盲研究中进行集中
　　式实时的随机或药剂控制的随机，或者在盲法研究中为相同的容器连续编号。
- 充分施盲。
　　照护提供者、研究的患者、结局评价者。
- 优先的样本大小评价。
- 退出研究描述。
　　提供每组退出研究的患者数量和原因。
- 意向治疗分析（ITT）。
　　在分析中纳入那些退出或随访中丢失的患者，以便各运算真正符合 ITT 原则。

2）与评论问题的临床特征有关的特定的质量评价条目
- 人群。
　　正确的纳入 / 排除标准。
　　对比创面情况的基线严重程度。
- 干预。
　　没有相关项目。
- 结局。
　　结局的重要性：完全愈合（关键的）；溃疡愈合系数，愈合指数，改善分数以及
　　微生物生长（替代指标）。

见框 C3.4 中对研究质量的描述。

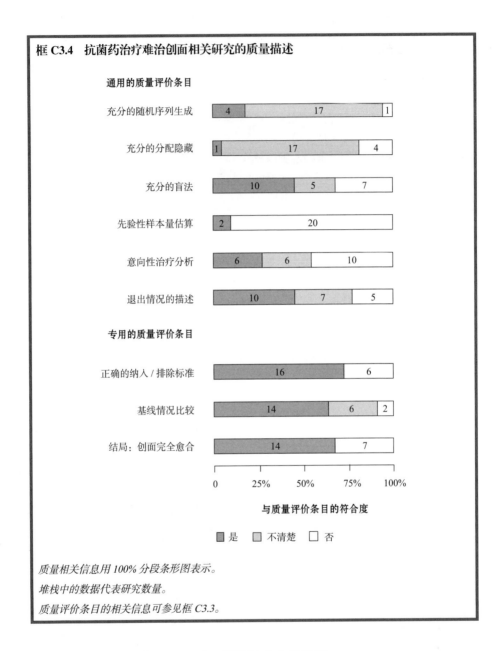

框 C3.4　抗菌药治疗难治创面相关研究的质量描述

通用的质量评价条目

充分的随机序列生成　　4　17　1

充分的分配隐藏　　1　17　4

充分的盲法　　10　5　7

先验性样本量估算　　2　20

意向性治疗分析　　6　6　10

退出情况的描述　　10　7　5

专用的质量评价条目

正确的纳入 / 排除标准　　16　6

基线情况比较　　14　6　2

结局：创面完全愈合　　14　7

0　25%　50%　75%　100%

与质量评价条目的符合度

■ 是　　□ 不清楚　　□ 否

质量相关信息用 100% 分段条形图表示。
堆栈中的数据代表研究数量。
质量评价条目的相关信息可参见框 C3.3。

（OR=0.54，95%*CI* 为 0.1 ~ 1.9）。即使效应有统计学
显著性，比如 Morias（1979）报道的，OR 为 20.33
（95%*CI* 为 1.1 ~ 375.1），由于样本量较小，估计值

相当不精确。考虑到研究的质量较低，即使其结果有统计学意义，人们也很难相信这样的结果。

第5步：解读研究结果

这篇系统评价显示，不同的抗菌药在创面照护价值方面的研究比较少。尽管竭尽所能地对文献进行了检索，但也只获得了少量相关的研究（框C3.1），而且它们的质量还相对较低（框C3.4）。对证据进行描述性汇总的结果显示，观察到的效果看似不错（或许这也是为什么这些低质量研究能够得以发表的一个原因），但并不精确，因为研究中的患者数量不足（框C3.5）。从严格意义上来讲，这些研究可能统计学把握度不足。在这种情况下，如果有可能存在效应，这些研究也检测不到，因此就不能证明干预措施缺乏效力。目前用于治疗各种慢性溃疡的抗菌药数目繁多，但它们都还没有稳健地被评价过，也就是说，缺乏合适的设计、实施、临床相关的结果以及足够大的样本量。因此，对于任何一种抗菌药的效力的优势或缺乏，都不能提出任何建议。毋庸置疑，我们还需要更多的相关研究。

情景解决方案

像难治创面这样一种在初级医疗卫生机构对卫生资源具有重大影响的常见问题，与其相关的证据

效应衡量的是某种干预和某种结果之间的关系。

效应的**点估计值**是在研究中所观察到的效应值。

可信区间是点估计值的不精确度，也就是按照给定的确定度（95%），预期"真实"的效应值所在的围绕点估计值的范围。这反映了由随机性导致的不确定性

把握度是一项研究在统计学上显示某种存在的效应的能力。它与样本量相关。样本量越大，把握度越大，而遗漏潜在效应的风险就越低

框C3.5 简短地汇总抗菌药治疗难治创面系统评价中纳入研究的发现
（本表格没有展示本案例中系统评价中的所有比较）

人群亚组 研究作者和 发表年份	干预（组中患者/溃疡的数量）		结局		效应
	对照组 （标准/安慰剂）	实验组	观察期限	结局测量+	效应量*（95%CI）
糖尿病性溃疡					
全身治疗					
Chanteleau 1996	安慰剂（22）	抗生素（22）	3周	完全愈合	OR: 0.45（0.1~1.6）
Lipsky 1990	头孢氨苄（29）	克林霉素（27）	2周	完全愈合	OR: 1.31（0.4~4.0）
局部治疗					
Vandeputte（未发表）	水凝胶（15）	氯己定（14）	12周	完全愈合	OR: 0.07（0.007~0.7）
静脉性溃疡					
全身治疗					
Huovinen 1994	环丙沙星（12）	甲氧苄啶（12）	12周	完全愈合	OR: 2.14（0.38~12.2）
Alinovi 1986	标准（24）	抗生素+标准（24）	3周	完全愈合	OR: 0.54（0.1~1.9）
局部治疗					
Pierard-Franchimont 1997	水状胶质（21）	聚维酮碘+水状胶质（21）	8周	平均愈合指数	ES: 1.00（-0.4~2.4）

研究	对照（例数）	疗程	结局指标	结果
Bishop 1992	安慰剂（29）/ 磺胺嘧啶银（30）	4周	完全愈合	OR: 7.57（0.8~67.4）
Cameron 1991	非药用薄纱（15）/ 浸有莫匹罗星的薄纱（15）	12周	完全愈合	OR: 1.31（0.31~5.49）
Salim 1991	别嘌呤醇（51）/ 二甲基亚砜（50）	12周	完全愈合	OR: 2.04（0.36~11.69）
Wunderlich 1991	各种准备工作（20）/ 浸银的活性木炭料（20）	6周	完全愈合	OR: 3.86（0.7~22.1）
Blair 1988	碱盐泻药（30）/ 磺胺嘧啶银（30）	12周	完全愈合	OR: 0.43（0.14~1.38）
Pegum 1968	软痂布（17）/ 软痂布（17）	直到康复	平均溃疡愈合系数	ES: −0.3mm2/d（−2.1~1.5）
压疮				
局部治疗				
Della Marchina 1997	替代性喷雾（10）/ 消毒喷雾（9）	15周	完全愈合	OR: 2.57（0.19~34.6）
Toba 1997	聚维酮碘/糖（11）/ 甲紫0.1%与二丁酰环腺苷酸混合（8）	14周	剩余基线溃疡面平均百分比	ES: 11.1（−8.69~30.89）
Gerding 1992	A&D药膏（13）/ DermaMend（26）	4周	改善分数的数量	OR: 6.57（1.30~33.34）
Huchon 1992	水状胶质（38）/ 聚维酮碘（38）	8周	改善分数	OR: 0.46（0.2~1.4）

多种病因的慢性溃疡		周	结局	
全身治疗				
Valtonen 1989	环丙沙星＋消毒剂（18） 消毒剂（8）	12 周	完全愈合	OR: 3.84（0.2～83.5）
Morias 1979	左旋咪唑（30） 安慰剂（29）	20 周	完全愈合	OR: 20.33（1.1～375.1）
局部治疗				
Worsley 1991	聚维酮碘软膏（15） 水状胶质（12）	12 周	完全愈合	OR: 0.31（0.05～2.08）
Beitner 1985	过氧化苯甲酰 20%（10） 碱盐泻药（10）	6 周	剩余溃疡面平均百分比	ES: 34.10（21.1～47.1）
Margraf 1977	银锌尿囊素乳膏（10） 各种药物（10）	直到康复	愈合的平均时间	ES: 59.0（34.12～83.88）
Marzin 1982	胶原凝胶（20） 过氧化苯甲酰（20）	12 周	剩余创伤面	没有报道效果评价（$P < 0.01$）

+ 在测量多个结局的研究中，最重要的一个临床结局使用以下等级展示：完全愈合＞溃疡愈合系数、愈合指数、改善分数＞微生物生长。

* 优势比（OR）＞1 合并效应大小（ES）＞0 说明试验性治疗中的结局局得到改善。构造表格方面的建议可见框 4.1。

竟如此薄弱无力，这让你感到很是惊讶。在你看来，目前是不可能形成一套具备稳健证据的有关治疗难治创面的临床策略了。

然而，缺乏证明其具有效力的证据并不等同于证明了其缺乏效力。所以你决定利用常识以及与同事们的共识（这会让每个人都高兴）来制定最合理的策略。可是，你们也同意要定期检索新证据，并在新的强力证据可用时更新该策略。

为了填补你从本系统评价中识别的证据存在的缺漏，你还有其他一些选择来生成新的证据。

• 至少你可以向有关研究资助机构优先呈递这个主题。

• 如果有意向而且能够得到资金，你也可以自己设计并进行一项稳健的临床试验。

• 在我们看来，如果有相关的临床试验正在进行，最实用的方法就是积极征用患者。

对本案例研究中的系统评价进行更新得到另外 4 项研究。由于治疗分配隐蔽性的未知，不清楚其是否采用盲法，以及不确定是否使用了意向性处理分析，这些研究的方法学质量仅为中等。此外，这些研究的样本量普遍较小，有 3 项研究的每个治疗小组中只纳入了 21 名甚至更少的患者，而另外一项研究中每组则纳入了 100 多名患者。只有一个试验报道了临床相关结局（完全愈合率），而其他试验则只是测量了替代指标，如溃疡表面积的改变，而这些替代指标可能可以代表完全愈合，也可能不可以代表完全愈合。这些新信息怎么能填补你发现的知识缺口呢？有微弱的证据证明相对于标准治疗，局部用制剂如卡地姆碘能够促进溃疡愈合。没有证据支持常规使用全身性抗生素。你还可以告诉你的同事们有关该系统评价的结果，修改难治创面患者的护理方案，建议略微倾向于使用卡地姆碘。

案例研究 4：评价某种诊断试验准确性相关的证据

只有 1800 个字左右的文档不能证明有关诊断试验准确性文献的系统评价是否公正。我们也不想自称精通这一不断扩张的、让一些人兴奋的领域中的方法论方面的细微差别。

本案例研究中，在一个聚焦如何运用某种诊断试验准确性相关证据的情景中，通过展示如何运用系统评价所用的一般原理，我们再次巩固这些原理。本案例研究很好地展示了如何进行研究质量评价、异质性探索、定量分析以及对研究结果的解读。

第 1 步：构建问题
↓
第 2 步：识别相关文献
↓
第 3 步：评价文献质量
↓
第 4 步：汇总证据
↓
第 5 步：解读研究结果

情景：超声扫描检测用于阴道出血的绝经女性

你是一名负责女性健康的临床医师，就职于一个为相当多的退休人员服务的基层护理中心。你经常接诊绝经后出现异常阴道出血的女性。你了解到这些患者过去是由妇科医师实施麻醉刮宫术进行常规检查的。现在这种治疗已经过时了，但目前，当地的医师仍会将患者转诊至三级医疗机构由专家进行治疗。你想知道对子宫进行超声扫描是否能够准确排除有阴道异常出血的绝经女性的病例，这样的话，诊断试验呈阴性的女性就可以不需要转诊到三级医疗机构了。

利用 PubMed 临床查询对 MEDLINE 数据库进行搜索，寻找相关系统评价。打开网页 www.ncbi.nlm.nih.gov/entrez/query/static/clinical.htm，在系统评价特征的查询框内输入"超声绝经后出血"，然后点击运行按钮。找到以下看似与此主题相关的引文。

- Evaluation of the woman with postmenopausal bleeding: Society of Radiologists in Ultrasound-Sponsored Consensus Conference statement. J Ultrasound Med, 2001, 20: 1025-1036.（不是系统评价。）
- Ultrasonographic endometrial thickness for diagnosing endometrial pathology in women with postmenopausal bleeding: a meta-analysis. Acta Obstet Gynecol Scand Acta Obstet Gynecol Scand, 2002, 81: 799-816.

本案例研究在 2002 年生成并用于辅助学习。在本书的第 2 版中，我们进行了检索更新，结果显示所有系统评价的结论都与原始版案例研究的结论一致，所以我们决定保留本案例研究与第 1 版中相同的形式。

第1步：构建问题

自由式问题

对于绝经后有阴道异常出血的女性，超声扫描能准确排除子宫内膜癌的可能性吗？

结构式问题

人群	社区中有阴道出血症状的绝经女性
诊断试验	通过骨盆和子宫的超声影像测量子宫内膜厚度（框 C4.1）。你主要对阴性试验结果的准确性感兴趣
参考标准	组织学确诊的子宫内膜癌。子宫有许多异常情况（良性病变、癌前病变和癌症）。在你研究的人群中，子宫内膜癌是最重要的一种。关注这种疾病的诊断是合理的（尤其是为了简单易行）。你感兴趣的主要是排除对癌症的诊断
研究设计	诊断试验准确性研究，即诊断试验（子宫内膜超声）结果与参考标准（子宫内膜组织学）结果进行对比的观察性研究

第2步：识别相关文献

为了搜集所有与子宫内膜超声相关的引文，还有那些在阴道出血的绝经女性中通过评价超声

自由式问题：描述了一个疑问，你通过一个语言简单（但是模糊）的系统评价来寻求其答案。

结构式问题：系统评价人员利用结构化方法将自由式问题转换成一种清晰明确的格式（框 1.2），使得这些疑问可能可以通过现有的相关研究来解答

问题组成部分

人群：临床适合的患者样本。

诊断试验：对其预测值进行评价的检测方式。

参考标准：用于确定或否决诊断的"金"标准检测。

研究设计：为评价诊断试验的预测值所进行的研究的方式

在子宫的超声影像中，子宫内膜（子宫内壁）用厚度和规则性进行描述。通常，用厚度小于 5mm 的规则的子宫内膜来界定异常的临界值或界限。下图展示了一个诊断试验结果正常的例子。

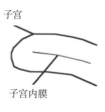

子宫

子宫内膜

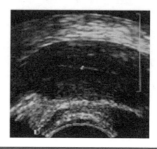

预测子宫内膜癌可能性的引文，我们进行了电子检索。在不限制语言的情况下检索 MEDLINE 和 EMBASE。检索术语组合包括"超声 or 超声检查法"和"子宫内膜 or 子宫"的医学主标题、文本词以及各种恰当的异形词。引文合集限制为针对人类的研究。电子检索还辅以手动检索已知的原始研究和综述类文章的参考文献，从而识别相关引文（框 C4.2）。共计 57 项研究（包括 9031 名患者）纳入本系统评价中。其中，21 项研究关注的是子宫内膜厚度的准确度（以 5mm 作为异常临界值），以此预测子宫内膜癌的诊断。

识别相关文献
- 开发检索术语组合。
- 检索相关电子数据库。
- 检索其他相关资源。
- 获得可能相关引文的全文。
- 利用预先设定的选择标准纳入或排除研究

第 3 步：评价文献质量

诊断试验准确性研究的质量评价

准确性研究不同于效力研究。它是将检测中

研究的**质量**取决于其设计、实施和分析最小化**偏倚**的程度得到的测量值与使用参考标准所得的测量值进行对比。参考标准是一种确定或反驳是否有疾病的毋庸置疑的检测。因此，有时它也被称为"金"标准。我们会大体阐述一下诊断试验准确性研究的设计和质量（框 C4.3）。

正如框 C4.3 所示，在诊断试验准确性研究中，许多方面都可能出现偏倚。如果样本不适合代表该群体，则可能出现选择偏倚。不过，如果采用连续采样或随机采样，就不太可能出现这种情况。在招募患者、测量细节、结果计算和界定异常临界值这些方面，诊断试验和参考标准描述的匮乏也与偏倚产生相关。参考标准应当作为一种公认的"金"标准，也应当独立于检测试验之外。另外，为核实诊断而评价参考标准的观察人员应对诊断试验中获得的测量值不知情，反之亦然。盲法可以避免偏倚，因为某一观察人员的记录不会由于得知其他观察人员的测量值而受到影响。在核实的过程中，如果参考标准没有用于所有的患者，或者在诊断试验结果阳性和阴性的病例中区别使用，就可能出现偏倚。

> **偏倚**要么夸大、要么低估了诊断试验的"真实"准确性

为了评价与子宫内膜超声相关的诊断试验准确性研究，我们根据第 3 步中所概述的原则制定了一个详细的质量评价清单。正如框 C4.3 所示，我们不仅考虑了研究设计（泛型条目）的组成成分，还考虑了与系统评价问题（具体条目）相关的事项。对这个系统评价中的诊断试验准确性研究的相关泛型方面进行概述，结果表明子宫内膜超声检查和充当参考标准的组织学检查都是独立

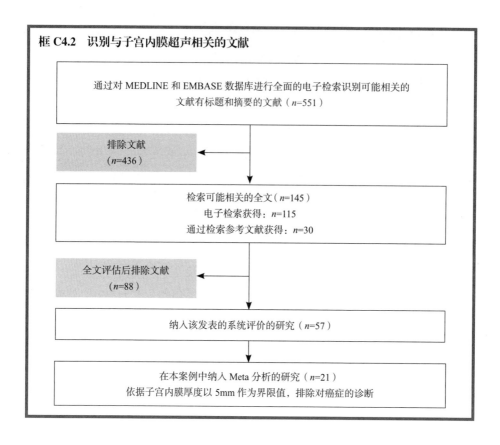

框 C4.2　识别与子宫内膜超声相关的文献

通过对 MEDLINE 和 EMBASE 数据库进行全面的电子检索识别可能相关的
文献有标题和摘要的文献（*n*=551）

排除文献
（*n*=436）

检索可能相关的全文（*n*=145）
电子检索获得：*n*=115
通过检索参考文献获得：*n*=30

全文评估后排除文献
（*n*=88）

纳入该发表的系统评价的研究（*n*=57）

在本案例中纳入 Meta 分析的研究（*n*=21）
依据子宫内膜厚度以 5mm 作为界限值，排除对癌症的诊断

的。所以，还要检查其他与患者征募、对观察人员施盲以及诊断核实完整性相关方法方面的问题。

在那些与系统评价问题特定相关的质量问题中，对人群进行充分描述以展现出样本能够代表实践中所能看到的疾病范围，这种描述是很关键的，如果描述不清，对准确性进行的评价就有可能出现偏倚。对于诊断试验而言，提前把 5mm 设为临界值是很关键的，因为事后对临界值进行设定会受到研究发现的影响。在参考标准方面，要确保所选研究的有效性，使用充分的子宫内膜样本是至关重要的。获得子宫内膜样本的适当方法包括子宫切除和

框 C4.3 评价子宫内膜超声的诊断试验准确性研究的设计和质量

简单描述研究设计

    是一种观察性研究,对来自相关人群的对象进行检测,并将其结果与参考标准的结果进行对比。例如,针对绝经后出血的女性,将其子宫内膜超声的结果与子宫内膜组织学的结果进行对比。

研究流程图:体现关键的通用质量特征

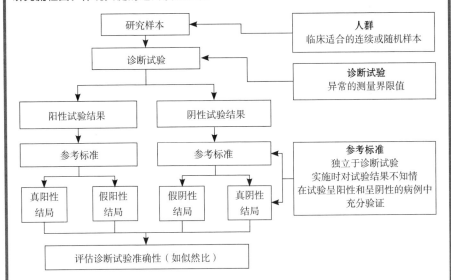

形成一个质量评价清单

从已发表的诊断试验准确性研究评价指南中获得的泛型条目

- 研究对象的招募(连续或随机样本)。
- 诊断试验与参考标准之间的独立性。
- 对实施参考标准的观察人员施盲使其对试验结果不知情,反之亦然。
- 对所有诊断试验病例的诊断都要采用参考标准进行验证。

与评价特征相关的具体条目

- 人群。

    适当的范围构成。

- 诊断试验。

    对子宫内膜超声测量进行充分描述,事先确定异常界限值。

- 参考标准。

  为参考标准组织学诊断准备充分的子宫内膜样本。子宫切除和直接活检比较合适，但盲法（非直接）活检可能不尽如人意。

  质量评价结果见框 C4.4。

  [译者注：当前诊断准确性试验的方法学质量评价推荐使用 QUADAS–2 工具，推荐阅读邬兰，张永，曾宪涛. QUADAS–2 在诊断准确性研究的质量评价工具中的应用. 湖北医药学院学报，2013，32（3）：201-208.]

直接活检。

研究选择中研究设计的底线

在本系统评价中，研究选择中的质量底线排除了所有的病例对照研究。这类研究会筛选出患癌和没有患癌的病例，而且，如果患者的子宫内膜超声扫描存在异常，就会进行回顾性检查。根据经验，这样的设计会造成偏倚，夸大诊断试验的准确性。

描述筛选出的研究的质量

框 C4.4 展示了筛选出的研究的质量。在大部分质量评价条目中，各研究都由于缺失相关记录而不符合良好的质量特征。总之，所有的研究都存在这样或那样的不足。框 C4.6 中探讨了这些不足对准确性评价的影响。

第 4 步：汇总证据

本案例研究针对的是那些以 5mm 作为异常临界值的研究，描述了个体研究对准确性的评价、准

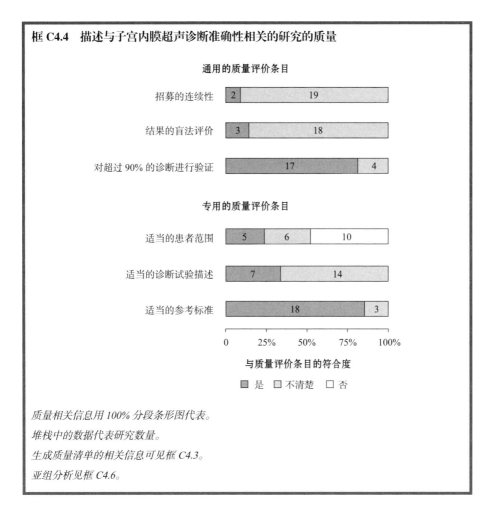

框 C4.4　描述与子宫内膜超声诊断准确性相关的研究的质量

通用的质量评价条目

招募的连续性　2 | 19

结果的盲法评价　3 | 18

对超过 90% 的诊断进行验证　17 | 4

专用的质量评价条目

适当的患者范围　5 | 6 | 10

适当的诊断试验描述　7 | 14

适当的参考标准　18 | 3

0　　25%　　50%　　75%　　100%

与质量评价条目的符合度

■ 是　□ 不清楚　□ 否

质量相关信息用 100% 分段条形图代表。
堆栈中的数据代表研究数量。
生成质量清单的相关信息可见框 C4.3。
亚组分析见框 C4.6。

确性在各研究间异质性的检测以及对各准确性估计值的 Meta 分析（可从原始报道中获得纳入研究的其他细节）。但是首先我们必须了解怎样选择针对诊断准确性的测量方式（框 C4.5）。针对各种准确性测量方法的利与弊的讨论永无休止，专家对此尚未达成共识，而这也不是本书的讨论重点。简而言之，通常人们认为灵敏度和特异性具有有限的临床价值。对于本案例研究中所提出的问题，你所

似然比（LR）是患者诊断试验呈阳性（或阴性）结果的可能性与非患者诊断试验呈相同结果的可能性的比率。LR 说明一个给定的诊断试验结果可以提高或降低多少患病的可能性

感兴趣的是探索子宫内膜超声检测阴性结果（以
5mm 作为临界值）在排除子宫内膜癌方面的价
值。本案例研究使用阴性检测结果的各个似然比
（LR）描述了统计合成。Meta 分析使用了双变量
模型来获得合并似然比（LRs）。这种方法提供了
最稳健的综合估计值，尽管对其具体细节的描述不
在本书范围之内。

不同研究间诊断试验准确性的变化

查看框 C4.6 森林图中各似然比的变化可以探
究每个研究准确性的点估计值、点估计值的精确
度（可信区间）以及存在异质性的可能性。如框
C4.6 所示，因为一些研究的可信区间没有重叠，
所以可能存在异质性。之后，正式的统计学检验
确定了异质性的存在。如果存在异质性，就要用
亚组分析探讨研究质量的影响（在此省略），以此
寻找异质性的可能来源。我们没有找到能解释异
质性的可能来源。

结果的定量合成分析

在本案例中，我们虽然竭尽所能地探索了异质
性的可能来源，但仍然无法做出解释。现在，我
们是否要进行 Meta 分析呢？正如第 4 步中所说，
谨慎是必需的。在这篇系统评价中，作者选择使
用随机效应模型合并单项似然比（在本案例研究
中没有显示）。要采用预防措施来确保对比固定效
应模型，选择这种方法不会使合并的点估计值产
生偏倚。框 C4.6 显示了 21 项研究的准确性值，

异质性是各研究间
诊断试验准确性的变
化。它可能是由各研究
间在人群、诊断试验和
参考标准（临床异质
性）等关键特征以及研
究设计和质量（方法异
质性）等方面的差异引
起的

框 C4.5 对评价诊断试验准确性的研究进行评价

诊断试验准确性的测量方法

是汇总某一诊断试验准确性的统计值。对于二分类诊断试验，有 3 对常用的准确性测量值：阳性和阴性预测值，灵敏度和特异性以及似然比。与效应的测量值不同，测量准确性并不常用单一的数值。

计算二分类诊断试验结果的准确性

如下给出了一种计算准确性测量值的方法。在得到阳性结果和阴性结果的研究对象中，预测值分别给出他们患病和没有患病的可能性。在患病和没有患病的研究对象中，灵敏度和特异性分别给出他们得到阳性结果和阴性结果的可能性。在既包括患病的，也包括没有患病的混杂研究对象中，概率比描述了获得某一诊断试验结果的相对概率。然而，在有多个研究需要进行准确性计算以及准确性的不确定性（它的可信区间）估算时，手动完成是非常繁杂的。因此，我们建议使用统计软件（译者注：推荐参阅曾宪涛主编的《系统评价 /Meta 分析》专著中关于"诊断试验准确性研究的 Meta 分析软件使用介绍"章节）。

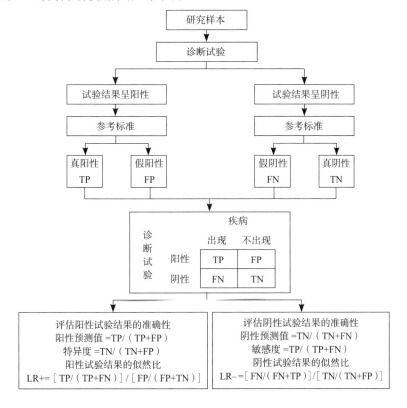

为二元诊断试验选择准确性测量方法

　　哪种测量方法更可取，以及在 Meta 分析中如何将数个研究中的测量值更好地合并，对于这些问题还存在争议。任何一种单一的方法都不能完全令人满意。似然比在临床上更有意义，因为当似然比与疾病患病率方面的信息（验前概率）相结合就可以得出验后概率，如框 C4.7 所示。由于各灵敏度（Sn）和特异性（Sp）结果可能不会单独起作用，因此在对其合并时要考虑它们之间的相互关系。二变量方法和受试者操作特征汇总图在对单项研究的结果进行合并时也考虑了 Sn 和 Sp 之间的关系。在 Meta 分析中不宜合并 LRs，尤其是当不同研究的异常界限值各不相同时。由于 LRs 可从 Sn 和 Sp 获取：LR+= [Sn/（100–Sp）]，LR–= [（100–Sn）/Sp]，在进行临床解读时，在各种诊断试验准确性测量方法中可优先选择 LRs。

测量方法的定义以及 Meta 分析方法可参见相关章节中的术语。

框 C4.6　探索各评价子宫内膜超声的研究间准确性变化的原因

森林图

　　汇总以厚度 5mm 为临界值进行子宫内膜超声诊断的各研究的阴性诊断试验结果的似然比（LR–）（按字母排序）。

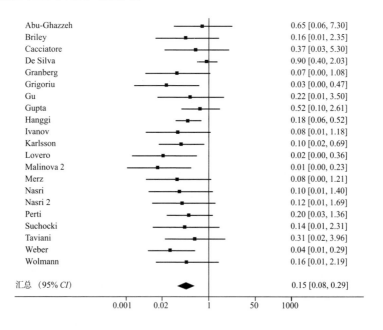

Abu-Ghazzeh	0.65 [0.06, 7.30]
Briley	0.16 [0.01, 2.35]
Cacciatore	0.37 [0.03, 5.30]
De Silva	0.90 [0.40, 2.03]
Granberg	0.07 [0.00, 1.08]
Grigoriu	0.03 [0.00, 0.47]
Gu	0.22 [0.01, 3.50]
Gupta	0.52 [0.10, 2.61]
Hanggi	0.18 [0.06, 0.52]
Ivanov	0.08 [0.01, 1.18]
Karlsson	0.10 [0.02, 0.69]
Lovero	0.02 [0.00, 0.36]
Malinova 2	0.01 [0.00, 0.23]
Merz	0.08 [0.00, 1.21]
Nasri	0.10 [0.01, 1.40]
Nasri 2	0.12 [0.01, 1.69]
Perti	0.20 [0.03, 1.36]
Suchocki	0.14 [0.01, 2.31]
Taviani	0.31 [0.02, 3.96]
Weber	0.04 [0.01, 0.29]
Wolmann	0.16 [0.01, 2.19]
汇总（95% *CI*）	0.15 [0.08, 0.29]

0.001　　0.02　　1　　50　1000

灵敏度对特异性图表

　　以厚度 5mm 为临界值进行子宫内膜超声诊断试验准确性研究中的灵敏度和特异性在图表中用空心圆表示。通过双变量模型所得到的灵敏度（98%；95%*CI* 93%～99%）和特异性（53%；95%*CI* 44%～63%）的汇总评价用一个实心正方形表示，用正方形周围的虚线椭圆表示其可信区间。似然比可以从这些估计值中获取：LR+=［Sn/（100–Sp）］，LR–=［（100–Sn）/Sp］。

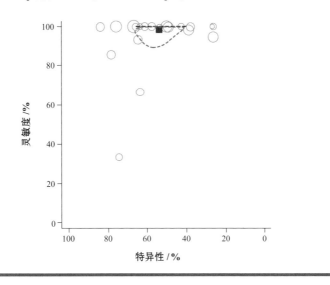

　　这些研究用似然比、灵敏度和特异性评价了子宫内膜超声的诊断准确性。Meta 分析使用双变量模型得出了合并的灵敏度和特异性，并由此生成了似然比：LR– 是 0.025（95%*CI* 0.005～0.118）。而有趣的是，阳性检测的合并 LR+ 是 2.14（95%*CI* 1.75～2.61），不过在对本案例情景进行决策方面，这些信息并不是必需的。

> **双变量模型**评估灵敏度和特异性之间的关系，并将其并入对检测准确性研究结果所做的 Meta 分析中

第 5 步：解读研究结果

　　在不同年龄阶段，子宫内膜癌的患病率也不

同。所以，当超声检测结果呈阴性时，患者患癌的可能性或概率也就不同。汇总 LR– 所生成的概率变化可以用数学方法来计算，或者使用诺模图进行评估（框 C4.7）。阴性检测结果几乎排除了年轻女性发生子宫内膜癌的可能性，然而（在我们看来）这不一定能大幅降低年老女性患子宫内膜癌的可能性。

情景解决方案

有关"盆腔超声扫描能在出现异常阴道出血的绝经女性中准确排除子宫内膜癌吗？"这个问题的答案应该是"是的，在大多数患者中是可以排除的"。在低风险人群（如年龄小于 60 岁）中，根据子宫内膜厚度小于 5mm 这种阴性结果能够非常确定地排除子宫内膜癌的可能性，所以也就没有必要让她们转至三级照护机构治疗。但即便是在低风险人群中，也总有出现假阴性结果的可能，记住这一点很重要。所以，如果患者的症状仍然持续，就需进一步评估。而在高风险患者（如年龄大于 60 岁）中，阴性结果不能确切排除癌症的可能性，因而即便不做超声诊断也可以将她们转至三级照护机构治疗。不用说，超声检测显示子宫内膜厚度大于 5mm 的低风险患者则需要在三级照护机构做进一步检查，以便查明是否存在癌症病理。

验前概率是在诊断试验之前对疾病概率的评价。它通常是以疾病的患病率为基础的。

验后概率是根据诊断试验得到的信息对疾病概率的评价。通过准确的诊断，检验后的概率评价与检验前的评价相比有实质性的变化

框 C4.7 在有阴道出血症状的绝经女性中，子宫内膜超声诊断试验的阴性结果（以 5mm 为临界值）对子宫内膜癌可能性判定的影响

生成验后概率

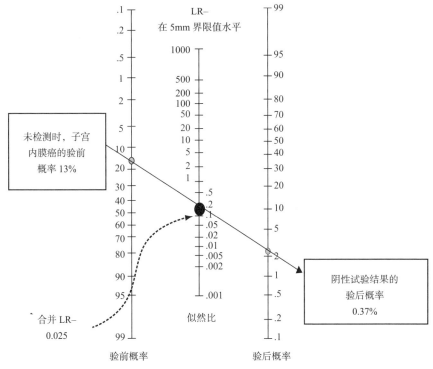

使用的诺模图改编自 N Engl J Med，1975，293：257.

见框 C4.6 中阴性结果的总似然比，LR−。

基于年龄划分的各风险组所对应的子宫内膜癌的验后概率

年龄组	验前概率[*]	验后概率[+]
<50 岁	0.5%	0.01%
51~60 岁	1.0%	0.03%
>60 岁	13.0%	0.37%

[*] 从基于人群的数据中获得。

[+] 用以下的公式计算：验后概率=（似然比 × 验前概率）÷［1−验前概率 ×（1−似然比）］。

案例研究 5：评价定性证据来评价患者体验

Elaine Denny

定性研究的目的在于探索体验并寻求理解和解释。通过定量研究，人们或许能够发现某种干预是有效的，但患者会接受它吗？照护人员能否提供？有什么可以促进这种干预的实施？有什么会阻碍它呢？这些问题以及其他相关问题的答案就是去探索人们的主观体验。人们逐渐意识到许多健康方面的内容（比如对干预手段的接受性）不能完全通过定量的方法来获取，这已经在卫生保健界得到了越来越多的认可。临床医师和执业医师要允许人们讲述他们的体验，讲述他们用来解释他们世界的方式，这样才能更好地了解他们所关心的问题。研究人员需要研究这些主观现象，以此提高医师和决策者的洞察力。因此，与医疗相关的定性研究日益增多，人们对于使用系统评价来严格地汇总定性研究的发现的兴趣也愈加浓厚，这都有助于循证实践的发展。

初始的定性研究只涉及研究对象的个体反应。这种方法不会生成统计平均值，有时人们会错误地认为这在实施系统评价时会造成各种问题。事实却

第 1 步：构建问题
↓
第 2 步：识别相关文献
↓
第 3 步：评价文献质量
↓
第 4 步：汇总证据
↓
第 5 步：解读研究结果

定性研究试图了解人们理解事情和体验的方式。

定量研究涉及收集数字形式的数据，或是那些能够转换为数字形式以便进行分析的数据

并非如此。不论初始研究是定量的还是定性的，都可以用系统评价结构式地整合研究结果。可以通过整理和合成个体定性研究的结果来获得新的见解。定性研究的系统评价人员通过 Meta 整合来完成这一任务，这种方法是寻求对初始研究中所关注现象的更深层了解和解释的。

本案例研究将显示如何利用对定性研究展开的系统评价来丰富循证医学，还将展示如何运用在本书各步骤结尾处罗列的系统评价关键点来评价此类系统评价的可信度和实用性。

> Meta 整合合成现有的有关某一具体研究问题的定性研究发现，不涉及 Meta 分析

情景：子宫内膜异位患者的体验

你是一名就职于有众多病患的医院的全科医师，刚刚和一名年轻女性进行了一次长时间的就诊谈话。她有慢性盆腔疼痛，且有严重的性交疼痛，这影响了她与伴侣之间的关系。她告诉你，这种疼痛是一直存在的，且在经期更加严重，这让她快要崩溃了。从她的病历中，你得知多年来她曾找过你的一些同事就诊，他们给她开了非类固醇抗炎镇痛药和口服避孕药，但到目前为止，没有任何药物可以缓解这种疼痛。之前，你的同事怀疑她夸大了正常月经带来的疼痛。当你询问这种疼痛存在了多长时间时，她告诉你已经 10 年了。她浏览过互联网，怀疑自己的这些症状是由子宫内膜异位引起的。你将她转诊至一位妇科医师进行腹腔镜检查，最后确诊是子宫内膜异位。你想知道，此患者原本是不是可以早点转诊的。

用检索术语"子宫内膜异位"在 MEDLINE 数

据库中进行检索，找到大量的基础科学论文和临床论文，而许多临床论文中也提到了子宫内膜异位诊断的滞后性以及在医疗卫生体系中有关这些女性体验资料的匮乏。为了能够获取更多的知识以便日后诊治此类患者，你决定查明这名女性的感受在子宫内膜异位患者中是不是典型的。定性研究将详述子宫内膜异位患者的体验。

本案例研究将使用如下这篇文章。

- Systematic reviews of qualitative evidence: What are the experiences of women with endometriosis? J Obstet Gynaecol, 2006, 26: 501-506。

第1步：构建问题

自由式问题

子宫内膜异位会对女性的生活造成怎样的影响?

结构式问题

人群	确诊患有子宫内膜异位的女性
干预	对子宫内膜异位进行观察或治疗
结局	对疼痛、工作和社会关系、自我印象等方面的影响
研究设计	面谈、小组讨论、记日记

注意，由于结局是由研究对象主观描述而不是用数字量化的，因此，我们构建的问题就不是可以从统计学方面进行测评的假设。

问题组成部分

人群：临床上适合的患者样本。

干预：比较接受干预和不接受干预的组群。

结局：由干预引起的健康状况、社会关系和自我印象等方面的变化。

研究设计：评价干预措施效应所实施的研究方式

第 2 步：识别相关文献

通过检索词"子宫内膜异位"在 MEDLINE 数据库中搜索，共找到 12546 篇引文，而大部分都是定量研究。使用定量研究过滤器缩小检索范围，得到 192 篇引文。然而，在这些研究中，大多数都不是使用定性方法，而其主要关注点也不是子宫内膜异位。经过检索，只有 4 篇论文符合基于上述结构式问题的选择标准。用"子宫内膜异位、疼痛、自我印象"这些关键词以及与定性方法相关的术语（框 C5.1）检索一些主要的社会科学搜索引擎（ASSIA，QUALIDATA，REGARD the Social Science Citation index）。通过这些检索以及对参考文献的筛选，又找到另外 4 篇关于子宫内膜异位感受的定性研究，最后该系统评价一共纳入了 8 篇同行评审过的研究（框 C5.2）。

正如所有优质的系统评价那样，有关研究选择的过程和进行挑选所做的决定都应该是透明的。在对定性研究进行系统评价时，如果要同时考虑各种不同的研究设计，这一点就更加重要了（框 C5.3）。尽管有人提出如果某一系统评价不把采用不同方法的研究合并在一起，就会减少所得数据的丰富性，但就是否应该把这些研究合并在一个系统评价中这一问题，争论仍旧不断。在本系统评价中，文献选择没有局限于那些使用定性研究方法的论文。

识别相关文献
- 开发检索术语组合。
- 检索相关电子数据库。
- 检索其他相关资源。
- 获得可能相关引文的全文。
- 利用预先设定的选择标准纳入或排除研究

研究设计过滤器采用检索术语组合来获得具有特定设计的研究引文

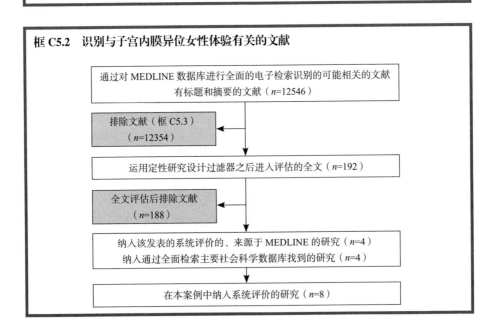

- **面谈**：询问人们对于某一现象或事件的观点或体验，包括结构式询问和非结构式询问。结构式询问是对每一名参与者提出相同的问题；非结构式询问则包括了一系列宽泛的领域。从结构式到非结构式，每一次面谈的确切形式都是由其进展情况决定的。
- **小组讨论**：针对研究人员选定的题目，进行团体面谈来收集定性数据。通常会包括6～12人，通过他们来测评对利益相关方来说很重要的事情，以便形成访谈表，或是在他们的权利范围之内当作研究方法。
- **记日记**：这种定性研究方法通常作为问卷调查或是面谈数据的辅助项目，参与者用这种方法来同步记录各自的体验和情感。日记的记录可以采用自由式的，也可以使用结构式的。如果采用自由式的记录方法，人们可以写下他们想写的任何内容，而结构式的方法则要求人们根据特定的问题来进行回答，或是根据特定的主题进行描写。

第3步：评价文献质量

　　目前，已经发展出了许多方法来评价定性研究的质量，但是这种研究的质量不适合使用某种公式化的方法来确定。

　　在本系统评价中，进行质量评价的研究框架尤其注重各研究捕获女性患者对其体验进行陈述的语义的有效性。由此，可对子宫内膜异位患者的体验发展出一种洞察力或是理解力。在阅读每一篇文献以便评价其质量时，就会形成一连串需要解答的问题（框 C5.4）。这在使用时需要保有良好的敏感性，这样才能确保进行严格的定性评价。由于这是一个主观的过程，因此，需要一开始由至少两名独

> **定性研究的质量**取决于其设计、实施和分析的可信程度。可信度包含若干概念，其中有可信性、可靠性、可转移性以及可验性

立的评价人员进行质量评价，之后一起制定各方都
认可的评价结果，采用这种方式很关键。对定性研
究展开系统评价的一个重要元素就是普遍化这一概
念（框 C5.4）。就定性研究本身而言，其目的并非
是将研究发现推广至更广泛的人群，而是为了增进
对某一现象的了解。所以在这种情况下，我们就会
想要了解系统评价中各研究的发现与其他洞悉子宫
内膜异位体验的研究的一致性有多高。

框 C5.4　描述针对子宫内膜异位女性体验的研究的质量

判断定性研究质量的关键问题

- 定性研究让参与者也有了发言权，允许他们谈论各自的体验，因此，研究结果反映
  的应当是参与者的角度而非研究人员的角度。
- 在反映参与者的看法时，定性研究的设计应当有充分的弹性以适应各种问题，但也
  不能丧失严谨性。
- 应当有目的性地选择研究样本，也就是从有该体验的人群中挑选样本。但也不应过
  度局限，从而只报道某些体验。比如，从自助小组取样通常收取的是有消极体验的
  参与者。
- 在具有良好的灵活性和灵敏度的研究设计当中，保持研究过程中每个阶段的透明性
  至关重要。
- 进行文献评价通常要参考各种不同来源的知识信息，而系统评价中的研究与此相符
  或相悖的程度也能够测评出来。
- 应当详述研究是如何一步步完成这些步骤的，并且进行每一步操作都是有合理原因
  的。通常，这是一个重复的过程，在这个过程中要解释每一个步骤是如何影响后一
  个步骤的。
- 定性研究是有特定背景的，因此，它的目的就是增进了解。讨论中应当说明其发现
  与其他类似研究发现的一致程度。

描述研究质量

　　用 100% 分段条形图表示与质量相关的信息。堆栈中的数据代表研究的数量。

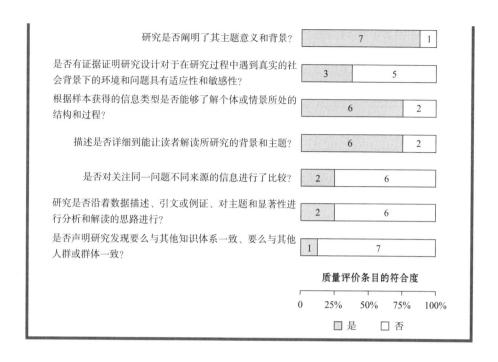

研究是否阐明了其主题意义和背景？ 7 1

是否有证据证明研究设计对于在研究过程中遇到真实的社会背景下的环境和问题具有适应性和敏感性？ 3 5

根据样本获得的信息类型是否能够了解个体或情景所处的结构和过程？ 6 2

描述是否详细到能让读者解读所研究的背景和主题？ 6 2

是否对关注同一问题不同来源的信息进行了比较？ 2 6

研究是否沿着数据描述、引文或例证、对主题和显著性进行分析和解读的思路进行？ 2 6

是否声明研究发现要么与其他知识体系一致、要么与其他人群或群体一致？ 1 7

质量评价条目的符合度

0   25%   50%   75%   100%

□ 是   □ 否

第4步：汇总证据

    叙述式记录是一种常见的展现初始定性研究发现的方法。在系统评价中可对这些结果进行整理与合成。在这一过程中，通常还伴随着各种主题的产生。而主题可以在一开始就利用各个纳入研究所识别的关键领域来生成，这一工作要经由评价已发表的研究发现来完成，而不是重新分析原始数据。反复阅读这些研究可以孕育更深层的主题，或是对其进行合并。使用定性数据处理软件有助于实现这一过程（框 C5.5）。

    用这种方式制定的主题可以合成定性发现。这样整合各项研究类似于在定量系统评价中合并数据。在整个过程中都不能遗失此项工作的本意，这

> **现象**是一个事件或事实。常常作为一个泛型术语用来表达研究目标

很重要。各项研究中的类似之处可以用已识别的或紧急的主题来进行识别和归类。通过探讨异常的发现，还可以引导出某种解释。用这种方法，系统评价人员就可以勾画出所研究现象的蓝图，在本案例中，就是子宫内膜异位患者的日常体验。

对于定性证据的概述以及发现的解读（第4步和第5步），可以通过两种方法中的任何一种来提高它们的可靠性。在一个研究团队中，每名研究人员各自独立完成第4步和第5步。之后，他们会商定新出现的主题并消除彼此间的差异，这些工作都必须透明作业并在之后的报道或出版物中陈述清楚。或者，由研究团队之外的该研究项目专家独立地来验证第4步和第5步。

参与系统评价的子宫内膜异位研究的记叙都很详尽，但数据分析是有限的。从文章中可识别出常

> **主题**是对定性数据进行编码时产生的。通过生成各种主题，并对各主题相关的部分数据进行编码来管理定性研究中生成的大量数据。可以对比并分析各研究参与人员对每一种主题的看法

框 C5.5　定性数据合成的简单概述

- 从定性研究中提取的数据可以包括面谈记录、小组讨论、评述以及反馈笔记等。
- 定性数据分析包括对这些文本的解读，并形成各种相关概念。这一代码解读技术要求研究人员通读文本并区分其中的片段。每一个片段用一个词或是短语进行标注，说明相关的数据片段如何传达研究目标。解读完成后，研究人员可以讨论贯穿各个文本的所有代码的异同。这是组织并报道结果的基础。
- 运用定性数据处理软件可以根据研究人员制定的代码对分析进行分类，以此来协助分析数量庞大的数据。用这种方法，可以快速从各个文本中获取有关某一特定现象的数据。
- 以子宫内膜异位疼痛为例，面谈文本中所有与疼痛相关的参考文献都可以进入软件中的"疼痛"代码之下。而子代码"盆腔疼痛""性交疼痛"等可以对数据进行分类。之后，研究人员仅仅点一下鼠标，就可以检索到整个研究参与组中所有与疼痛相关的文献。

见的主题，但是除了疼痛之外，没有哪篇文章包含了所有的主题。不过，所有的研究都报道了类似的结果。由于疼痛是一个共同的主题，就可以作为例子来展示怎样合成研究发现，这种示例颇有用处。在这些研究中，对于疼痛的描述也是各种各样的。在其中 3 篇研究中，患者的个人陈述是用作者的话语来进行描述的，并被视为代表了整个群体。其余的文献举例描述了女性患者的疼痛，频繁使用的术语包括"强烈的""卵巢上插进了一把刀""戳刺"以及"巨大的"。定量研究的线性疼痛评分不太可能捕获到这些疼痛。

在对这一信息进行合成时，我们可以得到这一结论：在所有针对子宫内膜异位进行的定性研究中，疼痛是永恒的主题。其中 3 项研究的作者们对此都做出了描述，尽管没有给出数据；而另外 5 项研究则提供了女性患者自己对疼痛的性质和严重程度的描述。研究中有 7 项还报道了她们经受的这些疼痛是如何影响其生活质量的，如对工作及社交的影响。4 项研究中的女性患者描述了她们的社交生活由于预订计划不断被取消，导致朋友和家人失去耐心而遭受到的影响。此外，伴侣之间的关系也受到了这种疾病的负面影响，尽管其中一项研究的确表明，子宫内膜异位患者的伴侣给予了这些女性重要支撑。有 3 项研究发现，由于疼痛而停工休息的女性会感到内疚，其同事和领导往往也不信任她们，有时候使她们觉得自己是在装病。

第5步：解读研究结果

本案例情景关注的是一个对定性研究展开的系统评价中报道的子宫内膜异位患者的日常体验。结果表明，患有子宫内膜异位对女性的生活具有深远的负面影响。尽管我们在相关数据库中展开了广泛的搜索，但是只找到了一些质量参差不齐的研究。这些研究有详细的记叙，相关分析却是有限的。由于实施定性研究的目的之一便是生成新的理论来解释某一现象，分析的缺失对于进行评价的研究来说就是一种局限。

> **理论**是解释社会关系的抽象知识或推论。理论可能会影响研究（推论），而研究也可能导致理论的生成（归纳）

情景解决方案

通过实施这一系统评价以及对各研究进行评价，你已经对自己的患者的情况有了更好的认识，并发现她的病史与各研究中描述的相仿。如果你只是阅读那些关注不同治疗方法的效力的临床论文而非子宫内膜异位对患者影响的论文，你就无法获得这种洞察力。检索到的研究倾向于报道并分析女性患者的陈述，却未从任何理论观点（如心理学）来进行分析。然而，你由于增进了对子宫内膜异位患者感受的了解，而这将影响未来你对类似患者的诊治。

自我们开展本系统评价以来，又有更多的关于子宫内膜异位的定性论文发表，它们的结果都支持本系统评价的主要发现。

案例研究 6：评价与教育干预效应相关的证据

Sharon Buckley

目前，医学教育工作者正越来越多地使用系统评价来评价教育干预措施的效应。电子数据库的独特性和初始的教育研究所固有的复杂性使这一领域的系统评价成为一种挑战。然而，针对学生学习的各种教学方法会产生不同的特定效果，而此类系统评价则能够提供宝贵的洞察力深入了解有关这方面的可用证据，指导资源分配并对教育实践提供支持。

本案例研究将探讨与针对教育干预效应所进行的系统评价相关的特定问题。基于一篇已发表的系统评价，本研究将在教育背景下考虑文献检索和质量评价的各种要求。本研究还将展示在不适合使用 Meta 分析时合成教育研究证据的一种方法。

情景：在大学阶段的医学教育中，使用记录包对学生学习的影响

你现在是一所大型医疗与护理学院的教育发展专家。你所在的系正在考虑让其医科大学的学生使用一套专业发展记录包。关于是否引用记录包，如何引用以及何时引用，众说纷纭。一些教师认为使

第 1 步：构建问题
↓
第 2 步：识别相关文献
↓
第 3 步：评价文献质量
↓
第 4 步：汇总证据
↓
第 5 步：解读研究结果

BEME 协作组织： 是通过传播并生成医疗卫生教育相关的系统评价，致力于促进最佳循证医学教育（BEME）发展的协作组织。其另外一个目的就是在教师、大学以及国家机构中创建一种 BEME 文化

用记录包是对开展研究生阶段医学教育以及进行终身学习的理想准备，另外一些教师则认为，目前以反思为着重点的资源本就匮乏，而使用记录包会进一步耗费这些资源，将以牺牲必须掌握的临床知识和理解为代价。至于记录包对大学阶段学生学习的影响，你的主张则是任何有关课程发展的决定都应当以可用的最佳证据为基础。你之前就已经找到了下面这篇最佳循证医学教育（best evidence medical education，BEME）的系统评价，这与你的研究相关。

- The educational effects of portfolios on undergraduates student learning：a Best Evidence Medical Education (BEME) systematic review. Med Teacher, 2009, 31: 282-298.

你评价了这一系统评价，因此，你有信心运用它的结论来确定自己的实践。

第1步：构建问题

自由式问题

在大学阶段（医学和护理）教育中，如何运用记录包来影响学生的学习？

结构式问题

人群	大学生，定义为在某一特定专业为得到学位资格而进行初始训练的学生
干预	记录包定义为学生学习的证据集合，学习日志或日记，或是以上两种元

问题组成部分

人群：适合的学生样本。

干预：教育干预措施。

结局：由干预措施带来的认知、态度、知识、技能、行为等方面的变化。

研究设计：为评价干预对结果的效应而实施的研究方法

	素的组合
结局	教育结果根据层级（也称为改良的柯克帕特里克层次，经常用于医学教育）划分不同级别，目的在于通过以下级别分类捕捉教育干预的影响：参与或完成，态度或观念的修正，知识或技能的修正，参与者行为的变化以及护理提供和健康结果的变化。任何已报道的结果中如果展现了使用记录包对学生学习的影响，其相关信息均收集在本系统评价中。由于大学生不提供病患护理，在大学阶段的护理教育中，提供的变化或是患者结果的改善通常都不是可展现的结果
研究设计	评价使用记录包对学习的影响的各类初始研究

系统评价人员明确定义研究人群、干预措施以及结局，但系统评价不局限于针对特定结果或使用特定研究设计的研究。系统评价人员希望能够确保不会由于过早地排除特定结果或特定研究设计而遗漏任何相关的研究。鉴于教育研究设计的多样性以及已报道的使用记录包影响的范围，你对这种方法的适宜性感到满意。

尽管该篇已发表的系统评价包含了来自与医学相关专业（如口腔科和物理疗法）的各种研究，本案例研究将只关注医学和护理学，这两个方面的可用证据最多。

第 2 步：识别相关文献

　　检索医学及其相关专业的教育文献是一项富有挑战性的工作。相关的教育文献分散在许多不同的数据库中，主标题变化相当大，而针对主标题的文献分类也不都很准确。只运用主标题可能无法可靠地找到所有相关的文献，因此，还要使用各种自由词。为了确保覆盖面的广泛性，系统评价人员在 10 个不同的数据库中从头开始搜索，且不设语言限制，包括教育（ERIC，British and Australian Education Indices）、临床（MEDLINE，EMBASE，CINAHL，BNI）以及社会科学（ASSIA，PsycInfo）方面的文献（框 C6.1）。检索术语以及所用的同义词密切反映了研究问题中的人群和干预措施成分，系统评价人员使用了主标题以及自由词（框 C6.2）。系统评价人员还手动检索了纳入文献的参考文献列表来补充电子检索的成果。

　　灰色文献与教育类系统评价的相关性在极大程度上与所检查的主题相关。对于本系统评价，评价人员早期判断，未发表的资源中不太可能发现其他方法未能发现的重要论文，而且检索灰色文献将会浪费他们宝贵的时间和资源。这么做可能适用于本案例，但是在实施其他系统评价时可能就需要对灰色文献进行检索了。

　　运用基于系统评价问题的事先设定的选择标准对 2371 篇可能的文献进行筛选，识别出 580 篇可能相关的文献。这些文献中的 554 篇得到了全文。针对选择标准做进一步的全文筛选，识别出可纳入的 69 篇研究，其中 18 篇医学研究、32 篇护理研究，还有 19 篇是关于其他专业的（框 C6.1）。提前制定文献选择标准，并由两名独立的评价人员进行文献选择。文献排除的主要原因在于某一特定的干预不符合记录包的定义或是在于该研究不包括原始研究数据。

了解与教育文献相关的特定因素，你认为系统评价人员的检索方法和选择方法是适合的，并且尽可能地避免了由于发表偏倚导致研究缺失的风险。

框 C6.1　检索医学教育文献

最佳循证医学教育（BEME，www.bemecollaboration.org）协作组织
这一协作组织致力于通过宣传和生产医学教育系统评价来推动最佳循证医学教育。它的另一个目标是在教师、大学以及国家机构中创造一种最佳循证医学教育文化。

医学教育研究的一些重要数据库（另请参阅框 2.2）

- BNI（British Nursing Index）：是一个护理及助产学数据库，包括 200 余种英国杂志以及其他一些英语语言的标题。

- ASSIA（Applied Social Sciences Index and Abstracts）：是一个索引及摘要数据库，涉及健康、社会服务、心理学、社会学、经济学和政治等方面。

- ERIC（Education Resources Information Centre）：是一个包括教育杂志以及与教育相关的灰色文献的广阔数据库。

- BEI（British Education Index）：包括了各类教育杂志、在线文档和会议记录。

- AUEI（Australian Education Index）：是一个订阅数据库，包括了 13 余万篇与教育研究、政策以及实践相关的文档。

- TIMELIT（Topics in Medical Education）：是一个覆盖专业教育、健康教育和患者教育的数据库。

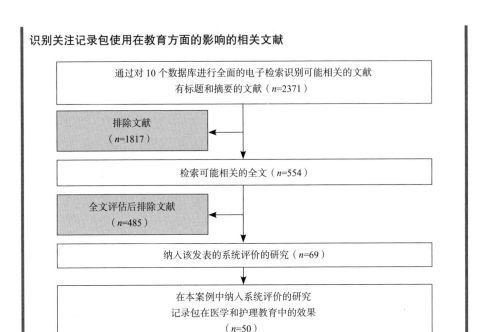

识别关注记录包使用在教育方面的影响的相关文献

通过对 10 个数据库进行全面的电子检索识别可能相关的文献
有标题和摘要的文献（*n*=2371）

排除文献
（*n*=1817）

检索可能相关的全文（*n*=554）

全文评估后排除文献
（*n*=485）

纳入该发表的系统评价的研究（*n*=69）

在本案例中纳入系统评价的研究
记录包在医学和护理教育中的效果
（*n*=50）

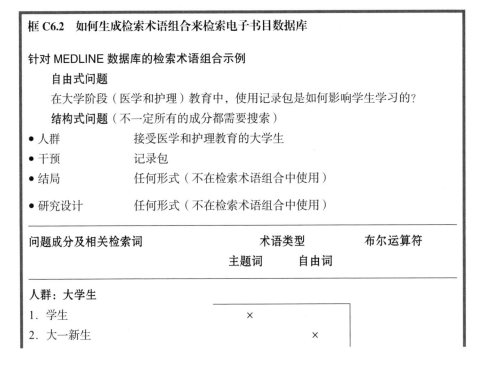

框 C6.2　如何生成检索术语组合来检索电子书目数据库

针对 MEDLINE 数据库的检索术语组合示例

　　自由式问题

　　在大学阶段（医学和护理）教育中，使用记录包是如何影响学生学习的？

　　结构式问题（不一定所有的成分都需要搜索）

- 人群　　　　　　接受医学和护理教育的大学生
- 干预　　　　　　记录包
- 结局　　　　　　任何形式（不在检索术语组合中使用）

- 研究设计　　　　任何形式（不在检索术语组合中使用）

问题成分及相关检索词	术语类型		布尔运算符
	主题词	自由词	
人群：大学生			
1. 学生	×		
2. 大一新生		×	

问题成分及相关检索词	术语类型		布尔运算符
	主题词	自由词	
3. 大一学生		×	
4. 大二学生		×	OR（捕获人群）
5. 大四学生		×	
6. 其他术语（见本系统评价的原文）			
7. OR 1-6			
人群：医学教育			
8. 医学教育，大学生	×		
9. 临床技能	×		
10. 健康相关	×		
11. 护理	×		
12. 药理学	×		OR（捕获人群）
13. 医学		×	
14. 临床教学		×	
15. 其他术语（见本系统评价的原文）			
16. OR 8-15			
干预：记录包			
17. 记录包		×	
18. 学习成绩		×	
19. 案例文件夹		×	
20. 病历记录		×	
21. 学习日记		×	OR（捕获干预措施）
22. 日志		×	
23. 自我深思		×	
24. 其他术语（见本系统评价的原文）			
25. OR 17-24			
26. AND/ 7,16,25			AND（合并各部分）

相关部分见第 2 步。

第 3 步：评价文献质量

在 18 项医学研究中，有 2 项使用比较设计（其中 1 项为随机试验），另外 16 项观察性研究没有对照组。在 32 篇护理研究中，也有 2 项研究采用了比较设计，但不是随机试验，另外 29 项观察性研究没有对照组。许多研究中都合并采用了各种不同的方法，一半以上的纳入研究对学生进行了问卷调查；1/3 的研究对学生进行了焦点小组访谈，另外 1/3 的研究直接对记录包使用进行了评价。在教育研究中，对于研究质量进行评价一直存在争议，而矛盾焦点则是特定的质量评价工具的恰当性。在这个系统评价中，评价人员汇总了一个质量检查表并将其运用于所有的研究，不论研究的设计是什么。在许多纳入研究中，由于报道不清，不可能对其质量做出判断。框 C6.3 中的示例则针对共计 11 项的质量评价条目，列出了关于其中 4 个条目的数据。如同其他教育研究的评价人员一样，本系统评价的评价人员提出，研究论文作者应更加全面彻底地报道他们使用的方法。不过，这篇系统评价也显示出了一种鼓舞人心的趋势：在每一专业组中（医学和护理），新近的研究质量得分显著比早期发表的研究要高（未给出数据）。总体说来，该篇系统评价所纳入的 50 项研究中，有 18 项归为高质量，符合 11 项质量评价条目中的 7 条或更多。较高质量组包含一项随机对照试验，在这项试验中，学习临床肿瘤学模块的医学生被随机分配到使用记录包的群组或分配到不使用记录包的对照组。

> 三角校正：是在针对同一种现象的研究中运用以及合并若干种研究方法

使用记录包的群组记录与患者的接触，在构建记录包过程中有导师的帮助和支持。

第4步：汇总证据

本系统评价如同许多其他教育方面的系统评价一样，由于可用数据的局限性，不适合对数据进行Meta分析或是对研究间的效应异质性进行统计学评价，这就需要运用描述性方法进行证据汇总。为此，系统评价人员采用了一种"两步走"的方法。

首先，评价人员描述了在大学阶段教育中记录包大体上是如何使用的。记录包主要是在临床环境下使用，并且要求学生必须完成。记录包的运用要求学生反思他们的学习，并和其他学生、教员分享他们的反思成果。大体说来，学生们在内容方面的选择是有限的，并通过他们的功课来对他们进行评价。在护理学专业中记录学习日志或日记很常见，而在医学专业中，融合了证据收集和学习日志的"混合式"记录包则更为常见。

其次，系统评价人员识别出各"高质量"研究中的主要信息，详细描述这些研究的发现并根据主题对它们进行分组。高质量研究发现，使用记录包能够巩固学生的知识，提高学生的理解力，尤其是能够增强学生理论结合实践的能力，但是这些方面的改善也不是总能提高评分。此外，使用记录包能够增强学生的自我意识并促进学生进行反思，但不能保证这些反思成果的质量。完成记录包记录可以帮助一些学生应对困难的或是不确定的局面，比如患者死亡，也有助于他们为严格的研究生阶段训练做准备。通过使用记录包来和学生进行互动有助于导师更加清楚学生学习的需求，由此影响导师的教学方法，并使导师能够给予更加结构化的反馈。这些高质量研究发现完成记录包所花费的时间是使用这一方法最主要的缺点。对于个别学生，记录包的完成影响了其他的临床学习，这可不是运用记录包想要的结果。

改良柯克帕特里克层级（Kirkpatrick hierarchy），使其适用于教育环境，就可以利用它来对教育干预措施的效应进行评价（框 C6.4）。根据各项研究针对不同的结果项所展示的发现，该层次结构可对各研究的影响进行分类。参与者对干预的反应所展示的影响水平较低，而对参与者的知识、技能或行为方面的可直接检测的变化所展示的影响水平较高。

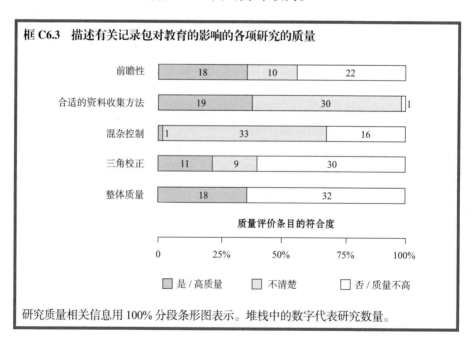

框 C6.3 描述有关记录包对教育的影响的各项研究的质量

研究质量相关信息用 100% 分段条形图表示。堆栈中的数字代表研究数量。

框 C6.4 关注记录包使用的各研究得出的教育方面的结果

高质量研究中记录的关键主题

- 巩固学生的知识，提高学生的理解力，尤其是能够增强学生理论结合实践的能力，但是这些效应也不是总能在正式评价中提高学生的评分。
- 增强学生的自我意识并促进学生进行反思，但是，记录包本身并不能保证这些反思成果的质量。
- 有助于导师们为学生提供结构式反馈，并且增加导师对学生需求的了解。
- 为面对各种困难情形（如患者死亡）的学生提供情感支持。
- 有助于学生为研究生阶段的训练做准备。
- 影响其他临床内容的学习。如果完成记录包会造成这种情况，那么完成记录包所需的时间是不成比例的。

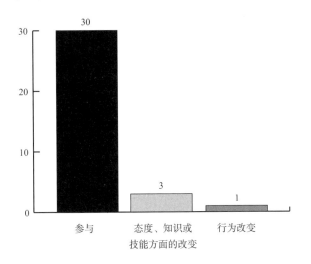

堆栈中的数据代表相关研究的数量。

而组织实践方面的变化，或是在改善健康结局方面患者益处的变化所具有的影响水平最高。在本系统评价中，大多数研究所展示的改进项目在柯克帕特里克评分上的水平较低，只有一项研究（护理方面）报道了参与者行为的变化。

第5步：解读研究结果

本系统评价显示，有关记录包对学生学习在教育方面的影响的可用证据是有限的。相对只有少数几个研究在方法方面有较高的质量；而针对那些处于改良的柯克帕特里克层级中较高水平的各结局项，几乎没有研究报道与其相应的发现。不过，证据有限不等同于缺乏效力。汇总可用的证据显示，如果能够恰当地运用记录包，对参与者的认知、知识和技能可能都颇有益处。为了实现运用记录包的各项益处，学生和导师在这方面花费的时间都必须控制在合理的限度之内，这一点在本系统评价中给予了明确阐述。此外，研究结果还提醒教师们不要认为运用记录包会自动发展学生的反思能力，想要发展这些能力而进行的任何记录包运用干预都应该伴随着额外的指导，告诉学生如何进行反思。很明显，尽管较新的出版物在质量得分的改善趋势方面令人鼓舞，但我们仍然需要更多地报道更加清晰、彻底的研究。

情景解决方案

你感到失望，但是对于记录包效力方面证据基础的有限性并不感到惊讶。高质量的研究明确支持运用记录包，这一结果鼓励了你。你和所在系的教师们分享了这些发现，并提议结合系统评价人员的建议来运用记录包。你决定在你的提议中纳入一项直接测评记录包运用对教育影响的研究，以此来增加这一主题的证据基础。

案例研究 7：判定
证据强度以指导决策

Katja Suter

在患者照护中出现的问题不同于在研究中解决的问题。包含在一项系统评价中的各个研究可能质量不佳。这些研究得到的结果各种各样，各研究得到的效应也各不相同。一项 Meta 分析所汇总的效应量可能不大。在判定一项系统评价的证据强度时，该如何充分考虑这些信息，对此第 5 步给出了指导意见。随机试验中获得的证据，其强度何时会降到一个较低的级别？观察性试验中获得的证据，其强度又会在何时上升到一个中等程度甚至较高的级别？本案例研究（以及案例研究 8）运用一个处理过的示例来说明如何评价整合在某一系统评价中的证据强度。

临床医师经常琢磨不同种类药物的相对益处和危害，以治疗诊断相同的疾病。针对高血压的治疗，大型试验已经探讨了使用血管紧张肽受体阻滞药物（ARBs）与安慰剂之间的效应差异，还探讨了使用血管紧张素转换酶抑制剂（ACEIs）与安慰剂之间的效应差异。基于一项已发表的系统评价，本案例研究探索了如何确定有关这些降压药物的

第 1 步：构建问题
↓
第 2 步：识别相关文献
↓
第 3 步：评价文献质量
↓
第 4 步：汇总证据
↓
第 5 步：解读研究结果

研究**质量**取决于其设计、实施和分析最小化**偏倚**的程度

相对优势方面的证据强度（案例研究 8 探索了这些药物的不良反应）。在决定治疗方案时，医师和患者如何将这些因素考虑在内，都在本研究中给出了解释。

<aside>**效应**是干预措施或暴露与结局之间相关性的测量值</aside>

情景：血管紧张肽受体阻滞药物（ARBs）与血管紧张素转换酶抑制剂（ACEIs）的效应比较

你现在是一名全科医师，医治一名最近诊断患有高血压（150/100mmHg）的 50 岁的超重患者。初期治疗方案是鼓励他减重，但这并没有改善他的病情。于是你和患者决定开始使用降压药。一线治疗指南中推荐了许多种降压药，其中，你个人倾向于使用肾素系统抑制剂。在同安慰剂对照的试验中，ARBs 和 ACEIs 两类药物都能有效降低血压，并预防重大事件的发生，如心脏病和脑卒中。然而，若是将这两类药物直接进行比较，它们的效力有多大差异，对于这个问题你并不那么确定。而且，这个问题在日常实践中总是不断地出现。有没有系统评价来汇总这些证据，以此确定患者该用哪类药物？

<aside>**异质性**是研究间的效应变化。可能是由各研究间人群、干预和结局（临床异质性）等关键特征中的差异或研究设计和质量（方法异质性）等方面的差异造成的</aside>

打开网址 http://www.ncbi.nlm.nih.gov/corehtml/query/static/clinical.shtml（2011 年 5 月），运用 PubMed 临床查询搜索 MEDLINE 数据库，在系统评价特征的检索框中输入"血管紧张肽受体阻滞药物""ACE 抑制剂"和"高血压"，并点击"运行"按钮，就得到如下参考文献。

<aside>**指南**是系统性开发出来的声明，用来帮助执业医师和患者对具体的临床情况做决策。指南中的推荐意见应当反映支撑证据的强度（译者注：若希望全面了解指南，建议参阅王行环主编的、由中国协和医科大学出版社出版的专著《循证临床实践指南的研发与评价》）</aside>

- Systematic review: comparative effectiveness of

angiotensin-converting enzyme inhibitors and angiotensin Ⅱ receptor blockers for treating essential hypertension. Ann Intern Med, 2008, 148: 16-29.

这篇系统评价的完整版报道发表在美国卫生保健研究和质量局（AHRQ）的网址 http://effective-healthcare.ahrq.gov/repFiles/ACEI_ ARBFullReport.pdf（2011 年 5 月）上。

第 1 步：构建问题

自由式问题

治疗高血压用哪种肾素系统抑制剂更好，ARB 还是 ACEI？

结构式问题

人群	成年的原发性高血压患者，不论是否有其他疾病，如糖尿病或确定的心血管疾病
干预	ARBs 类的各种药物（如氯沙坦、伊贝沙坦、缬沙坦或替米沙坦）与 ACEIs 类的各种药物（如甲巯丙脯酸、依那普利、雷米普利或福辛普利）进行直接对比，研究持续时间最短为 12 周
结局	死亡率、发病率（脑卒中、心肌梗死、心力衰竭、终末期肾脏疾病以及严重的周围血管病变），生活

质量和成功的单一疗法（框 C7.1）

研究设计　　　所有随机对照试验

　　在考虑结局时，需要考虑各种对于患者来说很重要的结局。大多数结局都属于三大类中的一类：死亡率、发病率和生活质量。死亡率可以分为全因死亡率以及特定疾病（如心血管或脑血管）死亡率。发病率涉及许多疾病，比如脑卒中、心肌梗死、心力衰竭、终末期肾脏疾病或是严重的周围血管病变。生活质量是指通过普通检测手段或是专用维度如身体功能、疼痛或睡眠等来评价的总体生活质量。患者视成功的单一疗法为一项重要结果，因为这能让他们免于服用额外药物，从而避免了潜在的不良反应。

　　对于某些结局，有些患者会比别的患者更为看重。一种结局究竟是关键的、重要的还是次要的，都取决于看待它的角度。如果患者所用的药物都在其医疗保险的范围之内，那么对于患者而言，费用可能就不怎么重要了。然而，从决策者的角度而言，费用可能就是重要的甚至是关键的了。因此，系统评价人员就需要说明他们是以谁的角度来进行研究的。通常，研究会关注对结果所进行的间接或替代测量，如对血压、血脂、肾小球滤过率或血糖的控制。替代测量不能直接捕获结局。而在指定证据强度级别时，这种间接性就应当考虑在内。

　　系统评价人员担心可能不存在能提供一些与临床相关结局的研究，而这种担心是有充分根据的。因此，他们把替代结局测量也纳入，比如针对终末期肾脏疾病的受损肾小球滤过率。临床医师以及决

替代测量结局代替的是对患者的感受如何，患者的功能怎样或患者是否幸存直接进行测量的结局。替代测量结局包括生理参数或亚临床疾病测量值。为保证其有效性，替代指标必须与临床相关结果具有统计学关联

临床相关结局测量指直接测量患者的感受如何、患者的功能怎样或患者是否幸存

重要性 *	测量直接指标 （重要性递减）	测量替代指标
关键结局	**降低死亡率** ● 全因死亡率 ● 心血管病死亡率 ● 脑血管病死亡率 **降低主要发病率** ● 致死性脑卒中 ● 心肌梗死 ● 中重度心力衰竭 ● 晚期或终末期肾病 ● 周围血管病变导致的腿部溃疡 　及截肢	间接捕获结果的生理参数或疾病 　标志 ● 血脂水平 ● 作为糖尿病以及糖尿病控制指标 　的葡萄糖代谢功能：血糖，糖 　化血糖蛋白（HbA1c）
重要结局	**减少轻微疾病发病率** ● 轻度心绞痛 ● 轻度间歇性跛行 ● 轻度肾功能损害 ● 短暂性脑缺血 **改善生活质量（QoL）** ● 总体 QoL ● 健康相关的 QoL 的具体程度 　（如认知功能、症状性健康） ● 特定疾病的 QoL **成功的单一疗法**	● 左心室功能 ● 作为肾脏疾病标志的肾脏功能： 　血清肌酐、肾小球滤过率
重要性有限结局	**降低成本** ● 减少医疗保健系统的药物费用 　（决策者叮能称此项为重大的 　或关键的成果）	

策者可能需要通过这样的替代指标进行推断。间接性带来的不确定性降低了证据的强度。将 ARBs 和 ACEIs 同安慰剂或其他降压药进行对比的大型授权研究仅仅评价了替代结局。作为本案例研究基础的该系统评价直接处理了间接性这个问题。出于解释方面的考虑，本章节仅限于评价 3 种结果：死亡率和重大心血管疾病发病率，终末期肾脏疾病，以及成功的单一疗法控制血压。

> 针对重要问题根据观察到的效应进行评价，而我们对此评价正确性的信任程度则是**证据强度**。证据强度需要考虑结局测评的直接性、研究设计、研究质量、异质性、不精确性以及发表偏倚（这里没有详尽列出所有因素）

第 2 步：识别相关文献

在两个数据库中进行电子检索：PubMed/MEDLINE 以 及 Cochrane Central Register of Controlled Trials（CENTRAL）（框 2.2）。另外，系统评价人员还使用了 Register of the Cochrane Hypertension Review Group。检索术语包括高血压（人群）、药物干预以及研究设计，但没有规定结果项。检索结果仅限于 1988 年之后用英文发表的研究。系统评价人员还使用了五家制药公司提交给美国卫生保健研究和质量局（AHRQ）的附加材料，并检索了相关综述文献的参考文献列表，以及经过同行评审过的引文的研究方案。框 C7.2 记录了挑选过程：该系统评价最终包含 45

> **识别相关文献**
> - 生成检索术语组合。
> - 检索相关电子数据库。
> - 检索其他相关资源。
> - 获取可能相关引文的全文。
> - 根据预先设定的选择标准纳入 / 排除研究。
> - 评价遗失研究的风险

框 C7.2 识别与对比血管紧张素受体阻滞药（ARBs）同血管紧张素转换酶抑制剂（ACEIs）效力相关的文献

检索的电子数据库

- MEDLINE
- Cochrane Central Register of Controlled Trials
- Register of the Cochrane Hypertension Review Group

文献识别流程图

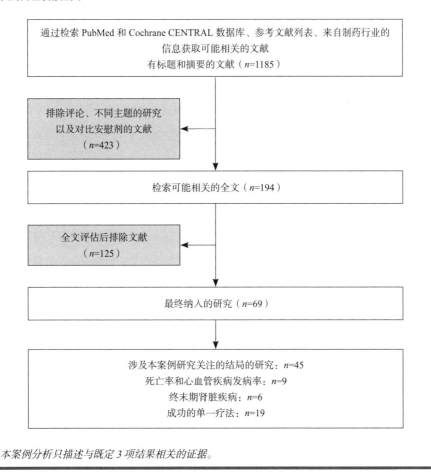

通过检索 PubMed 和 Cochrane CENTRAL 数据库、参考文献列表、来自制药行业的信息获取可能相关的文献
有标题和摘要的文献（n=1185）

排除评论、不同主题的研究以及对比安慰剂的文献
（n=423）

检索可能相关的全文（n=194）

全文评估后排除文献
（n=125）

最终纳入的研究（n=69）

涉及本案例研究关注的结局的研究：n=45
死亡率和心血管疾病发病率：n=9
终末期肾脏疾病：n=6
成功的单一疗法：n=19

本案例分析只描述与既定 3 项结果相关的证据。

项随机试验。漏斗图检测了研究缺失的风险（见框 C7.5）。

第 3 步：评价文献质量

研究选择中研究设计的底线

　　系统评价人员考虑到可能找不到足够的随机试验，因此，降低了对研究设计底线的要求，也就是说包含对照组的观察性研究也准予纳入。他们考虑了随机和非随机对照试验，前瞻性和回顾性队列研究以及病例对照研究。这一决定可以确保，万一随机研究中的数据不足，评价人员能够得到观察性数据。本案例分析仅仅考虑来自纳入的随机试验中的结果。

研究**质量**取决于其设计、实施和分析最小化**偏倚**的程度

描述对选定试验所进行的研究质量评估

　　研究的方法质量评价清单包含泛型的和特定的质量评价条目（框 C7.3）。针对关键的泛型偏倚，该清单探讨了随机性（包括分配隐蔽性）是否合适；是否对研究中的患者、医师以及结局评价人员施盲；以及在整个观察期，经受交叉评价、失访及组间的潜在差异后，各组是否仍有可比性。检查了分析是否随机包含全部患者（意向处理分析）。特定的质量评价条目包括并存疾病（如糖尿病或肾病）的均衡分布以及协同干预（如在两个治疗组中同时使用额外的降压药或是增加药物剂量）。

　　如框 C7.3 所示，大多数研究都有一些方法上

偏倚要么夸大、要么低估干预措施的"真实"效应

效应的精确性与效应评价中因随机导致的不确定性程度相关。可信区间说明精确性

的缺陷，或是陈述模糊，特别是有关随机性的充分性、随访的完整性以及意向处理分析的运用这3个方面。有一半的研究对患者、医师和结局评价人员施盲。对特定的质量条目进行评价发现，关于患者并存疾病的情况以及联合用药方面的描述不充分。这些局限性降低了各研究的方法质量，从而存在发生偏倚的风险。

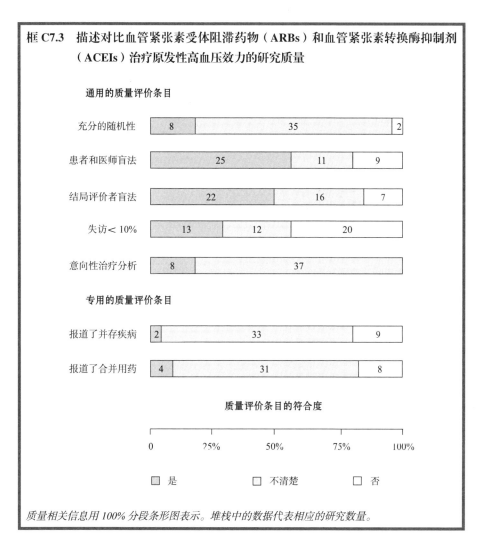

框C7.3　描述对比血管紧张素受体阻滞药物（ARBs）和血管紧张素转换酶抑制剂（ACEIs）治疗原发性高血压效力的研究质量

质量相关信息用100%分段条形图表示。堆栈中的数据代表相应的研究数量。

第4步：汇总证据

各研究结果间的异质性、观察到的效应的精确性以及发表偏倚存在的可能性在评价证据强度方面起一定作用。

死亡率和重大心血管疾病发病率

在纳入的45篇随机研究中，只有9篇报道了至少一种结果（死亡率、脑卒中、心肌梗死或心力衰竭），其中，只有5篇研究观察了至少一起事件（框C7.4）。大多数研究对患者进行的随访时间都很短（平均6个月，范围为3.5~60个月）。在所有的研究中，各种干预一共引起了61起事件，其中随访时间最长的一项研究就记录了55起（占90%）。由于捕获的事件数非常少，因此，尽管包含了3000多名患者，系统评价仍然不够精确。比如，在共包含1628名患者的4项研究中，只出现了17起心肌梗死。缺乏结局相关事件导致可信区间过宽。研究结果之间没有特殊的异质性。总体来说，各研究结果显示的某种药物的优劣趋势是一致的。

终末期肾脏疾病

6项研究用不同的测量指标如血清肌酐、肾小球滤过率或肌酐清除率评价了肾功能（即肾脏清除体内代谢产物的能力）（框C7.4）。想要把这些不同的测量指标概括成单一的形式来评价肾功能，就得转化为标准化均数差（SMD）。这样，负值表示ACEIs优于ARBs，正值则表示ARBs优于

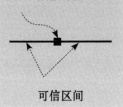

效应点估计值是研究中观察到的效应值。

可信区间是点估计值的不精确性，也就是根据既定的确定程度（如95%），预期效应的"真实"值所在的围绕点估计值的范围

点估计值

可信区间

标准化均数差（SMD）是连续型数据的效应测量值，而提供这些连续型数据的研究是使用不同的尺度来衡量某一结局的（如使用各种不同的方式来衡量疼痛或是使用各种量表来评价抑郁）。为了汇总这些研究，就需要将结果标准化，采用统一的尺度

框 C7.4　对比血管紧张素受体阻滞药物（ARBs）与血管紧张素转换酶抑制剂（ACEIs）的随机试验得到的关于死亡、重大心血管疾病以及肾脏结局方面的发现

结局：死亡率和重大心血管疾病发病率

结局	研究、患者及事件数	相对危险度[+]（ACE/ACEI）	95%CI	异质性（Chi^2/I^2 检验）
死亡率	8 项研究，4264 例患者，15 例发生	1.05	0.40 ~ 2.75	$P=0.79/0$
脑卒中	3 项研究，1779 例患者，13 例发生	0.84	0.30 ~ 2.35	$P=0.56/0$
心肌梗死	4 项研究，1628 例患者，17 例发生	1.32	0.54 ~ 3.57	$P=0.61/0$
心力衰竭	1 项研究，168 例患者，16 例发生	1.20	0.68 ~ 1.78	不适用

结局：终末期肾脏疾病

研究	肾脏功能的替代测量[*]	患者（全部）	随访时间 / 月	SMD[$]	95%CI
1	GFR /（ml/min）	96	36	0.27	−0.29 ~ 0.83
2	CCI /（ml/min）	29	4.25	0.55	−0.19 ~ 1.29
3	CCI /（ml/min）	33	6	−0.57	−1.34 ~ 0.21
4	S- 肌酐 /（mg/dl）	57	12	0.38	−0.23 ~ 0.99
5	S- 肌酐 /（mg/dl）	89	3	0.00	−0.43 ~ 0.43
6	GFR /（ml/min）	250	60	−0.12	−0.38 ~ 0.15
	合并效应量	随机效应模型		**0.05**	**−0.20 ~ 0.30**

[+] 相对危险度 >1 说明 ACEIs 优于 ARBs，相对危险度 <1 则说明 ARBs 优于 ACEIs。

[$]SMD 代表标准化均数差。

[*] 替代测量指标：CCI 代表肌酐清除率，GFR 代表肾小球滤过率，S- 肌酐代表血清肌酐。

结局重要性详见框 C7.1。

ACEIs，0 表示无效。各研究的结果之间没有特定的异质性。使用随机效应模型合并个体研究的结果，得到一个可忽略不计的效应：SMD=0.05，表明 ARBs 略有优势。95%*CI* 为 −0.20～0.03，证实这两种药物的效应之间没有差异，数据也与任何一种药物的优劣趋势一致。

成功的单一疗法

19 项试验评价了其中一种药物在控制血压方面的性能是否允许使用单一疗法来治疗高血压及其增强依从性的潜在性能。框 C7.5 中的森林图展示了各项研究的结果。各研究的结果间没有特定的异质性。汇总评价用危险差来表示，但 ARBs 和 ACEIs 之间没有发现差异，可信区间也很狭窄，为 −0.02～0.02，证实不存在差异。

只有针对这一结果所进行的发表偏倚评价是可靠的。用漏斗图探讨研究缺失的风险。检索初始研究的工作只在两个电子数据库进行。其中一个，即 CENTRAL，包含有各种试验性文献，这些文献有来自众多文献数据库的，尤其是 MEDLINE（其中大约 60% 的文献）和 EMBASE，有来自各种发表和未发表资源的，还有来自非英文类需手动检索的杂志。补充的参考文献是通过筛选已有综述的参考文献列表获得的，也可以通过评价制药公司的评价研究方案和材料来获得。为涉及成功单一疗法这一结果的众多研究绘制漏斗图，通过目测，未发现缺失降低了发表偏倚风险存在的可能性（框 C7.5）。

> **相对危险度（RR）** 是二分类数据的效应测量值，是实验组中的风险与对照组中的风险的比率

> **危险差（RD）** 是二分类数据的效应测量值。在对比研究中，危险差是两组间事件发生率的差异

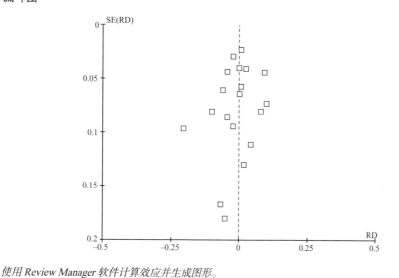

框 C7.5　成功进行单一疗法相关试验的森林图和漏斗图。这些试验对比了血管紧张素受体阻滞药物（ARBs）与血管紧张素转换酶抑制剂（ACEIs）治疗原发性高血压的效力

森林图

Study or Subgroup	ARB Events	ARB Total	ACEI Events	ACEI Total	Weight	Risk Difference Random, 95%CI
Argenziano 1999	182	264	182	264	8.7%	0.00 [−0.08, 0.08]
Cuspidi 2002	53	115	57	124	3.4%	0.00 [−0.13, 0.13]
Eguchi 2003	29	37	29	36	1.6%	−0.02 [−0.21, 0.16]
Forgari 2004	45	75	39	75	2.2%	0.08 [−0.08, 0.24]
Ghiadoni 2003	23	29	21	28	1.1%	0.04 [−0.17, 0.26]
Karlberg 1999	89	139	88	139	4.2%	0.01 [−0.11, 0.12]
Kavgaci 2002	13	20	7	10	0.4%	−0.05 [−0.40, 0.30]
Lacourciere 2000	20	52	30	51	1.5%	−0.20 [−0.39, −0.01]
LaRochelle 1997	11	121	4	61	8.4%	0.03 [−0.06, 0.11]
Malacco 2004	479	604	479	609	25.8%	0.01 [−0.04, 0.05]
Mogensen 2000	54	66	46	64	2.6%	0.10 [−0.04, 0.24]
Neutel 1999	169	385	93	193	7.3%	−0.04 [−0.13, 0.04]
Robles 2004	10	15	11	15	0.5%	−0.07 [−0.39, 0.26]
Rosei 2005	39	66	40	63	1.9%	−0.04 [−0.21, 0.12]
Ruff 1996	3	50	4	25	2.2%	−0.10 [−0.26, 0.06]
Ruilope 2001	153	168	152	163	16.2%	−0.02 [−0.08, 0.04]
Saito 2004	66	200	51	214	7.2%	0.09 [0.01, 0.10]
Townsend 1995	62	132	72	136	3.8%	−0.06 [−0.18, 0.06]
Uchiyama–Tanaka 2005	14	18	19	25	0.8%	−0.02 [−0.24, 0.27]
Total (95% CI)		2556		2295	100%	−0.00 [−0.02, 0.02]

Heterogeneity: Tau² = 0.00; Chi² = 16.76, df = 18 (P = 0.54); I² = 0
Test for overall effect: Z = 0.02 (P = 0.99)

漏斗图

使用 Review Manager 软件计算效应并生成图形。

第5步：解读研究结果

在判定证据强度之前，先把有关结局项重要性和结果精确性的关键发现制成表格（框C7.6）。这些信息连同研究设计、研究质量中的方法局限性、结果不一致性以及发表偏倚风险一起用来给证据力度指定级别（框C7.7）。

因为与结局项死亡率和重大心血管疾病发病率相关的证据来源于采用随机设计的研究，所以一开始给这些证据指定的强度水平就较高。之后，由于方法学方面的局限性以及缺乏事件导致的不精确性所带来的偏倚风险，证据强度受到了限制，因此，对最初指定的级别进行了调整。这些缺点中的每一项都是降低最初指定的强度级别的合理原因。研究结果的一致性确保了高质量研究和低质量研究间的效应不会变化。这说明方法上的局限性不会影响效应值的大小。证据的总强度最后降到了一个较低的水平，这意味着，就观测到的两种药物对死亡率和心血管疾病发病率的影响而言，我们对它的信任是有限的，而"真实的"效应可能大不相同。

对次关键结局项——高血压导致的终末期肾脏疾病进行替代测量。由于非直接性、偏倚风险以及效应的不精确性带来的局限性相当严重，起初因随机剂量而设定的较高的证据强度级别可能会降得很低。这就说明，对终末期肾脏疾病的"真实"影响有可能会与观察到的对肾脏功能的影响大不相同。

第三项结局——成功的单一疗法对患者来说很重要。关注这一结局项的相关研究在方法方面也有

推荐分级的评价、制定与评估（GRADE）工作组是一个非官方的合作组织，其目的是根据各种指南中的证据开发一套综合的方法，用于判定系统评价中整合的证据强度并形成各项推荐建议。见网址www.gradeworkinggroup.org。解读本案例研究中的发现采用了该方法

局限性。数量众多的事件使效应点估计值的可信区间范围狭窄。没有证据显示有存在发表偏倚的风险。总而言之，因研究使用随机设计而在初始设定的较高的证据强度级别降到了中等水平。所以，这些证据可能代表的就是"真实"效应。

情景解决方案

考虑到证据的总体强度，我们得出这样的结论：对两种药物头对头比较没有体现出它们对一系列关键的和重要的结局的影响有什么令人信服的差异。虽然不能百分之百确定一些结局的测量不存在效应差异，但是评价的所有证据的确没有提供有力的线索证明存在差异。尽管所有评价的证据实际上都是可靠的，但我们还是需要更为有力的针对关键的和重要的结局的证据。由于优势相似，既可以开具这种药物，也可以开具那种药物。对于做出这种决定影响最大的关键因素就是要考虑存在潜在不良反应的风险。案例研究 8 将探讨这一问题。

框C7.6　血管紧张素受体阻滞药物（ARBs）与血管紧张素转换酶抑制剂（ACEIs）在原发性高血压治疗中的疗效的系统评价结果总结表

重要性	结局	测量	患者人数		合并效应量（95% CI）
			ARB	ACEI	
关键结局	死亡率和重大心血管疾病发病率 9项试验 并发症总起数：61	死亡率	1659	1663	相对危险度（ARB/ACEI） 1.05（0.40~2.75）
		脑卒中			0.84（0.30~2.35）
		心肌梗死			1.32（0.54~3.57）
		心力衰竭			1.20（0.68~1.78）
	终末期肾脏疾病 6项试验	肾脏功能（替代）	253	246	效应量（SMD*） 0.051（-0.19~0.29）
重要结局	成功的单一疗法 19项试验 事件总数：2938	成功的单一疗法	2556	2295	危险差（ARB-ACEI） 0.00（-0.03~0.02）

*SMD，标准化均数差。

框 C7.7 评价比较血管紧张素受体阻滞药物（ARBs）与血管紧张素转换酶抑制剂（ACEIs）在原发性高血压治疗中的疗效的系统评价中整合的证据强度

结局及其重要性	研究设计	间接性	研究质量（偏倚风险）	不一致性（异质性）	精确性	发表偏倚	证据强度
死亡率和重大心血管疾病发病率（关键结局）	随机试验	直接	存在一些局限	一致	不精确	未评价	低
	初始定位高级别证据	→不变	→降低	→不变	→降低	→不变	
终末期肾脏疾病（关键结局）	随机试验	间接	存在一些局限	一致	不精确	未评价	极低
	初始定位高级别证据	→降低	→降低	→不变	→降低	→不变	
成功的单一疗法（重要结局）	随机试验	直接	存在一些局限	一致	精确	未评价	中等
	初始定位高级别证据	→不变	→降低	→不变	→不变	→不变	

案例研究 7：判定证据强度以指导决策　215

案例研究 8：是否使用某一疗法？整合有关不良反应的证据

Katja Suter

为了做出合理的决定，卫生保健专业人员和患者需要权衡干预措施的利弊。对效力进行系统评价应当涵盖有关不良反应以及其他危害的信息，但纳入的初始研究往往不包括这些方面的数据，或是仅仅把这些结果作为次要的数据。为了收集与罕见的有害结局相关的信息，特别是那些经过相当长时间才出现的结局，系统评价要囊括一系列设计不同的研究（见案例研究 2）。进行系统评价需要考虑的另一个问题就是所要涵盖的潜在不良反应的范围需要多广。药物包装说明书或是药品的使用信息往往描述 50 种或更多种出现频率不同、严重程度不同的不良反应。通常，系统评价中包含的证据不需要也不可能涉及所有可能出现的不良反应。一些严重的不良反应会对临床决策产生特别的影响，因而将焦点缩小至此类不良反应是合情合理的。这将使针对潜在危害来评价益处变得可行。

第 1 步：构建问题
↓
第 2 步：识别相关文献
↓
第 3 步：评价文献质量
↓
第 4 步：汇总证据
↓
第 5 步：解读研究结果

本案例研究展示了如何检索并评价与某一药物不良反应相关的证据，还将评价与在案例研究 7 中评价其效力的一种药物相关的潜在危害。基于一篇已发表的系统评价，本案例研究将运用与问题构建、文献识别、文献质量评价、不良反应结果汇总以及测量与两种治疗方案相关的证据强度有关的系统评价理论，以此展示如何做决策。

> **不良反应**是由于措施造成的不良的、意料之外的有害或使人不快的反应

情景：选择降压疗法时考虑不良反应

你现在是一名全科医师，医治一名最近诊断患有高血压（150/100 mmHg）的 50 岁的超重患者。初期治疗方案是鼓励他减重，但这并没有改善他的病情。于是你和患者决定开始使用降压药。一线治疗指南中推荐了许多种降压药，其中，你个人倾向于使用肾素系统抑制药物，要么是血管紧张素受体阻滞药物（ARBs），要么就是血管紧张素转换酶抑制剂（ACEIs），该选哪一种呢？

最近，你严格评价了一篇直接对比 ARBs 和 ACEIs 的系统评价（案例研究 7），该系统评价显示 ARBs 和 ACEIs 在降低血压方面的效应相近。而在死亡、重大心血管疾病发病率以及终末期肾脏疾病等结果方面，该系统评价显示 ARBs 和 ACEIs 没有差异。你想要探讨它们的不良反应，于是参考了以下这篇系统评价。

- Systematic review:comparative effectiveness of angiotensin-converting enzyme inhibitors and angiotensin Ⅱ receptor blockers for treating essential hypertension. Ann Intern Med, 2008, 148: 16-29.

该系统评价的完整版报道发表在美国卫生保健研究和质量局的网址上 http://effectivehealthcare.ahrq.gov/repFiles/ACEI_ARBFullReport.pdf（2009 年 7 月）。

这篇不良反应的系统评价整合了来自随机试验和观察性研究的结果。对随机试验中发现的不良反应同样按照案例研究 7 中描述的原理进行了评价。然而，往往观察性研究才是提供不良反应信息的唯一来源，所以本案例研究展示了如何评价此类信息。需要注意的是，由于与试验性研究设计相关的偏倚风险更低（框 1.4），如果可行，都要考虑此类设计的研究中所提供的常见副作用的证据。

第 1 步：构建问题

自由式问题

ARBs 和 ACEIs 带来的不良反应有差异吗？

结构式问题

人群	成年的原发性高血压患者
干预	ARBs 类的各种药物（如氯沙坦、伊贝沙坦、缬沙坦或替米沙坦）与 ACEIs 类的各种药物（如甲巯丙脯酸、依那普利、雷米普利或福辛普利）进行对比，研究持续时间最短为 12 周
结局	关键的不良反应包括咳嗽、头痛、头晕以及因不良事件导致退出研究（本案例研究仅关注咳嗽和退出研究）
研究设计	包括有对照组的试验性研究和观察性

> 参与者或患者**退出研究**的原因有很多，比如未遵循干预措施，转至某种替代干预，脱离研究以及失访等。当退出研究的原因是出现某种不良反应时，该信息就可用作药物安全性的结果测量

研究（本案例研究关注来自队列研究和病例对照研究的证据）

并不是所有的不良反应都对决策有相同的影响。影响患者幸福感的更为常见和更为严重的不良反应比没有特殊结果的生理变化或罕见的不良反应起着更重要的作用。在框 C8.1 中，我们对 ARBs 和 ACEIs 造成的有害结局，依据其重要性进行了分级，排列在案例研究 7 中的有益结果旁边。你可能会注意到，框 C8.1 中没有包括一些常见的不良反应，如血清肌酐增加、肝酶增加或血红蛋白减少。这些生理变量方面的变化都是替代测量指标，只是分别为药物引起的肾衰竭、肝炎以及贫血症状提供间接证据而已。替代指标会降低证据的强度。

那么如何从众多的潜在危害中选择一些关键的不良反应呢？在患者护理中，更为常见的不良反应发挥的作用比罕见的或极其罕见的不良反应更为显著，即便罕见的或极其罕见的不良反应更为严重。（极其）罕见的不良反应不太可能妨碍我们推荐使用某一药物。比如说，史蒂芬－强森综合征是一种可能危及生命的药物反应，但其发作率小于万分之一。考虑到患者个人的倾向性，临床医师开药方决定是否使用某一药物时往往不会考虑这种程度低的风险。为了能够更好地加以说明，本案例研究仅限于描述两种不良结局：咳嗽和不良反应导致的退出研究。

检索敏感性是某种检索策略所识别的相关研究的比例，用这些研究在针对某一给定主题的全部相关研究中所占的百分比来表示。它衡量的是某种检索方法的全面性。不要与诊断试验灵敏度混淆

检索精确性是某种检索策略所识别的相关研究的比例，用这些研究在使用该策略所识别的全部（相关的和不相关的）研究中所占的百分比来表示。它衡量的是某种检索排除不相关研究的能力。不要与效应的精确性混淆

第 2 步：识别相关文献

获取有关不良反应方面的研究是个挑战，因

框 C8.1　对比降压治疗中使用血管紧张素受体阻滞药物（ARBs）和血管紧张素转换酶抑制剂（ACEIs）的有益结局以及不良反应

重要性*	有益结局（重要性递减）	不良反应
关键结局	**降低死亡率** • 全因死亡率 • 心血管疾病死亡率 • 脑血管疾病死亡率 **降低重大疾病发病率** • 致残性脑卒中 • 心肌梗死 • 中重度心力衰竭 • 晚期或终末期肾脏疾病 • 周围血管病变导致的腿部溃疡或截肢	频繁并且不可逆的反应
重要结局	**减少轻微疾病的发病率** • 轻微心绞痛 • 轻微间歇性跛行 • 轻微肾功能损害 • 短暂性脑缺血 **改善生活质量（QoL）** • 总体 QoL • 健康相关的 QoL 具体指数（如认知功能，症状性幸福） • 特定疾病的 QoL	频次少且可完全逆转的反应 发病率 • 咳嗽（频繁） • 头痛（频繁） • 头晕（频繁） • 血管性水肿（罕见） • 急性肾衰竭（罕见）
重要性有限结局	**成功的单一疗法** 降低费用 • 减少卫生保健系统的药物费用（决策者可能会将此项称为重要的或关键的结局）	频次极低且可完全逆转的反应 • 剂量相关的味觉改变（偶尔） • 轻微情绪波动（偶尔） • 肝炎（极其罕见） • 贫血症状（极其罕见） • 史蒂芬 – 强森综合征（极其罕见）

*有益的结局取自案例研究 7；可见框 C7.1。

不良反应发生频率：非常频繁（>1/10），频繁（1/100～1/10），偶尔（1/1000～1/100），罕见（1/10000～1/1000），极其罕见（<1/10000，包括异常病例报道）。这种比例划分仅做参考。

为与不良反应相关的术语缺乏标准化格式，而且不良反应往往也不会列在标题或摘要当中。此外，一些数据库［如 MEDLINE（PubMed）］没有单独针对不良反应的 MeSH 术语，相关术语可能以副标题的形式存在于某些 MeSH 术语之下。这提高了精确性，却降低了检索的敏感性（2.1.2 以及 2.1.3 部分）。

研究设计过滤器利用搜索术语组合来获取具有特定设计的研究引文

系统评价人员在 MEDLINE 和 CENTRAL 数据库中检索用英文撰写的随机试验和观察性研究，并登陆了 Cochrane Hypertension Review Group 的一个注册库。框 C8.2 展示了在 MEDLINE 数据中检索使用的术语组合。评价人员在制定检索策略时，没有把不良反应定义为结局，因为他们认为在电子数据库所用的编码质量不高。在全文筛选过程中评价不良反应。

检索到 1185 篇文献，在对标题／摘要进行筛选后，将范围缩小至 194 篇文献，进行全文评价后，系统评价最终的纳入研究为 69 篇。其中，26 篇随机试验和 3 篇观察性研究报道了咳嗽，22 篇随机试验和 2 篇观察性研究关注了不良反应导致的退出研究（框 C8.3）。

框 C8.2　为识别对比血管紧张素受体阻滞药物（ARBs）和血管紧张素转换酶抑制剂（ACEIs）不良反应的文献在 Ovid MEDLINE 数据库中所用的检索术语组合

原始的检索术语组合包含 56 组术语，在下面的表格中展示了其中所选的一部分来举例说明如何组合检索术语。

问题组成部分及挑选相关术语	术语类型		布尔运算符
	自由词	主题词	（见本书"术语表"）
人群：高血压患者			
1. exp 高血压 /		×	OR（捕获人群）
2. 其他术语（见系统评价原文）			
3. or/ 1-2			
干预：ARBs 和 ACEIs			
4.（氯沙坦 OR 缬沙坦）.tw	×		
5. 血管紧张素 II 型受体阻滞药物 /		×	
6.（喹那普利 OR 甲巯丙脯酸 OR 依那普利）.tw	×		OR（捕获干预手段）
7. 血管紧张素转换酶抑制剂 /		×	
8. 其他术语（见系统评价原文）			
9. or/ 4-8			
结局			
没有对结果进行检索			
10. and/ 3，9			AND（合并人群和干预）
研究设计：观察性研究			
11. 对比研究 /		×	
12. exp 评估研究 /		×	
13. 随访研究 /		×	OR（捕获研究设计）
14.（对照 $ OR 前瞻性 $ OR 志愿者 $）.tw	×		
15. 其他术语（见系统评价原文）			
16. or/11-15			
17. and/ 10，16			AND（合并人群、干预和研究设计）
18. #16 仅限于人类			

Ovid MEDLINE 中的命令和符号

$: 截尾

exp: 在医学主题词（MeSH）中检索术语以及所有比它概念更小的术语

.tw: 正文检索

/:   MeSH 检索将检索索引项的 MeSH

原始检索策略是该系统评价完整报道的一部分，可在 http://effectivehealthcare.ahrq.gov/repFiles/ ACEI_ARBFullReport.pdf 上获取。

框 C8.3 **识别对比血管紧张素受体阻滞药物（ARBs）和血管紧张素转换酶抑制剂（ACEIs）不良反应的相关文献**

检索的电子数据库

- MEDLINE。
- Cochrane Central Register of Controlled Trials。
- Register of the Cochrane Hypertension Review Group。

文献识别流程图

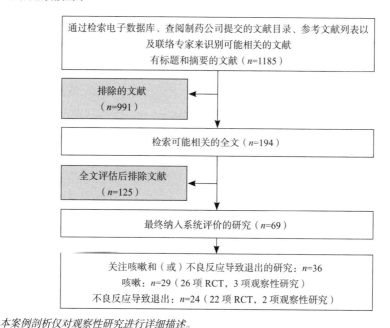

本案例剖析仅对观察性研究进行详细描述。

第3步：评价文献质量

研究选择中研究设计的底线

要获取有关不良反应的信息，就得考虑各种不同的研究设计。随机试验非常适合常见的、预期的不良反应，但在延迟性的或是罕见的不良反应方面，观察性研究可能更有用。在关注延迟性或是罕见的不良反应时，理应考虑多种观察性研究设计，以便把各种设计的优势和劣势都纳入考虑范围之内（框1.4）。本案例分析所针对的这篇系统评价既包括随机试验也包括观察性（队列和病例–对照）研究。本案例研究展示了如何评价观察性证据。

> 研究**质量**取决于其设计、实施和分析最小化**偏倚**的程度

> **偏倚**要么夸大、要么低估某项干预措施的"真实"效应

对有关安全性的观察性研究进行质量评价

对观察性研究进行质量评价所要关注的方法方面的问题与对随机性研究进行质量评价时所要关注的问题类似（第3步，框3.2）。影响研究质量的关键方面包括确立具有可比性的群组以防止出现选择偏倚，确保干预措施运用得当，最小化结局测量中的偏倚以及进行适合的统计分析。以下描述的是在本案例研究中使用的关键质量条目。

前瞻性设计：前瞻性设计的研究中所有实施步骤均提前计划，对患者进行了综合的评价，并收集了所有的相关数据，因此，这种设计就有利于之前提到的为使偏倚最小化而进行的努力（框C2.2）。有些数据库中已经一丝不苟地记录了患者的收录情况，审慎地测量了众多的预后因素，对所有的患者

> **混杂**是比较研究中的一种情形，在这种情况下，结局与某种因素的相关性扭曲了暴露或干预措施对结局的效应，这防止或导致结局不受暴露或干预措施的影响。观察性研究中的数据分析应该可以调整混杂

进行随访，并严谨地记录下他们的结局。如果可以进入这类数据库，回顾性设计就不是什么特殊的缺点了。而且，做得不好的前瞻性研究可能没有记录患者是怎样挑选的，对预后因素的测量不完整且草率，并且在随访中丢失的患者占有很大的比例。因此，研究设计是前瞻性还是回顾性不应当看作是质量标准。此外，还应当看看研究的操作过程是否遵循以上所列的标准。

从一开始就汇总具有可比性的群组：各群组在重要的预后因素方面的不均匀是对观察性研究有效性的一个重大威胁。这是因为这些差异（不同于干预方面的差异）可能与结局相关。（大型的）试验性研究是通过随机把有各种风险因素的患者均匀地分配在各组的方法来抵消潜在的混杂因素。在观察性研究中，要汇集基线相似的群组就更具挑战性了，而且大多数时候，这些研究是依赖分析来对组间差异进行统计学调整的。要这样做，研究人员就得在基线处识别所有相关的预后因素以及无论暴露与否都会导致"不良反应"的并存疾病；由于咳嗽可能就是 ACEI 的一种不良反应，因此，有慢性支气管炎的患者就会避免使用 ACEIs。这种选择性开具处方的行为就会使得在对咳嗽频率进行评价时发生偏倚。

确定暴露：在观察性研究中，正确识别暴露于某一干预和未暴露于某一干预的人群是很关键的。假设一项研究既包含刚开始服用降压药物的患者，也包含正在服用降压药物的患者，刚开始服药的患者在 ACEI 组中更多，而之前就在服药的患者在

> **预后**是某种疾病可能出现的过程或结局。**预后因素**是影响病程的患者特征或疾病特征。良好的预后与出现不良结局的低比率相关。不良的预后则与出现不良结局的高比率相关

ARB组中更多。之前就服药的患者中有很大的比例因使用ACEIs出现了咳嗽，因此，在征募进研究之前就转用了ARBs，这就会减少ACEIs引起的咳嗽频率。因此，在暴露方面，最小化错误分类是很重要的，这可以通过采集一切有关联合用药以及任何交叉用药的信息来完成。

确定结局： 观察性研究中的结局评价很容易受到与试验性研究中可能出现的相同的各类偏差的影响。要使用类似的预防措施来处理计量偏差。在探查主观性结局如麻烦的咳嗽或是出现应当退出研究的不良反应时，要求确定结局的人对暴露状态不知情。很少有观察性研究设法运用合适的手段来施盲。频次低或是延迟发生的不良反应需要通过（足够）长时间的随访来进行探查。

合适的分析： 一旦识别了关键的相关预后因素之后，在分析中对这些因素在各组间的差异进行适当调整可以大大增加观察到的暴露和结局之间的任一关联反映真相的可能性。通常，识别并调整所有混杂因素是很困难的。失访以及数据缺失也会妨碍进行适当的分析。

描述选择的观察性研究的质量

框C8.4分项描述了针对咳嗽和退出研究这两种结局所进行的质量评价。这是因为不同的结局其质量也不同，哪怕是在同一个研究当中。咳嗽是一种主观的结局，不采用盲法时会受到偏倚的影响，而结局"退出"则是客观的，不采用盲法的情况下也不太可能影响对退出研究人员的计数。对于关注

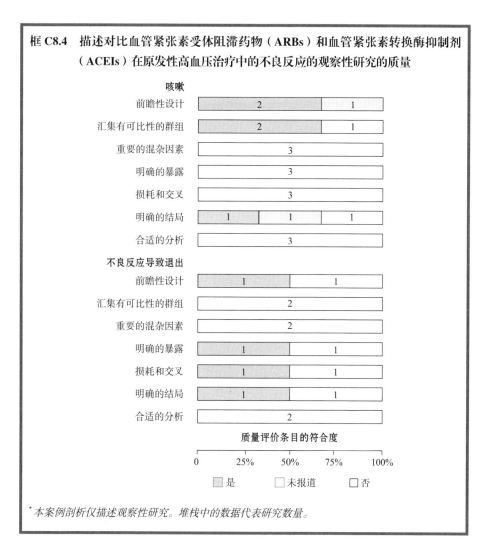

框 C8.4　描述对比血管紧张素受体阻滞药物（ARBs）和血管紧张素转换酶抑制剂（ACEIs）在原发性高血压治疗中的不良反应的观察性研究的质量

咳嗽

前瞻性设计	2 | 1
汇集有可比性的群组	2 | 1
重要的混杂因素	3
明确的暴露	3
损耗和交叉	3
明确的结局	1 | 1 | 1
合适的分析	3

不良反应导致退出

前瞻性设计	1 | 1
汇集有可比性的群组	2
重要的混杂因素	2
明确的暴露	1 | 1
损耗和交叉	1 | 1
明确的结局	1 | 1
合适的分析	2

质量评价条目的符合度

0　　25%　　50%　　75%　　100%

□ 是　　□ 未报道　　□ 否

本案例剖析仅描述观察性研究。堆栈中的数据代表研究数量。

咳嗽的研究而言，在进行结局评价时，未采用盲法限制了研究的质量，但在对退出研究的患者进行计数时则不再是一个限制。

报道咳嗽的研究

3 篇报道咳嗽的队列研究在方法上有相当多的缺点：因为其设计是观察性的，所有的研究都是非盲的；所有的研究中，患者、医师以及结局评价者都了解治疗方案的分配情况，除了在一项研究中，由电话访问人员进行结局评价，因此，评价者不知情。所有的研究都缺乏有关并存疾病以及联合治疗的确凿信息。大多数研究没有报道失访的情况。

报道"因不良反应而退出"的研究

两篇报道"因不良反应导致退出研究"的观察性研究（一项队列研究，一项病例对照研究）也有一些重大的缺陷。一些质量问题如盲法的使用很难或者不可能解决好，而另一些方面本来是可以维护其方法论上的严谨性的，比如病例对照研究本可以描述其患者和对照人群的选择方法。而这两篇研究都缺少有关患者特征、并存疾病、联合用药以及对预后因素差异进行校正的信息。此外，它们还丢失了相当数量的数据，而失访也很严重。

第4步：汇总证据

有3项队列研究报道了咳嗽：一项大型的上市后队列研究包含50000多名患者，另外两项研究分别包括449名和49名患者。在这51908名患者当中，出现了691起咳嗽事件。同ACEIs相比，对ARBs减少咳嗽方面进行汇总评价得到的优势比（OR）为0.04，其95% CI 为0.34 ~ 0.48。在效应方面，各研究间没有异质性（ I^2=0；Chi^2=0.80；P=0.67）。

> **优势比（OR）**是对二分类数据的效应测量值，是实验组概率与对照组概率的比率

不良反应导致的退出研究

有一篇队列研究和一篇病例对照研究报道了"不良反应导致的退出研究"。这两项研究的样本量都很小，分别为 39 名和 88 名患者，并在这些患者中发现了 18 例退出研究的患者。经过合成，点估计值显示了较大的效应，OR 为 0.36，但是 95% *CI* 范围为 0.12 ~ 1.08。可信区间有如此大的跨度，说明患者数量以及事件数量的匮乏造成了结果不精确。

细心的读者可能已经注意到了，在框 C8.5 中，来自队列设计和病例－对照设计的各研究结果都合并在一起了。各种研究设计都有不同的弱点以及出现偏倚的可能性，一般不会在 Meta 分析中混合在一起。来自随机试验和观察性研究的结果不能合并在一起，这是共识。如何以最佳的方式合成有不同设计的非随机研究（如病例对照研究和队列研究）是一个尚在争论的问题。很明显，合在一起不能抵消方法层面的缺陷。现在有一种观点，认为倘若这些缺陷会引起效应间的差异，可以通过异质性的增加来捕获这种情况。这将激发对造成异质性的原因的探索（框 4.6 和 4.7）。

什么样的情况能够确保观察性研究得到的结果足够有力到可以保证研究发现的可靠性？先决条件则是暴露和结局之间有强劲或非常强劲的关联。一些来自官方的推荐是用小于 0.5 或大于 2 的 OR 值来定义强关联或高度效应。偏倚和混杂因素往往导致对效应的高估，尽管观察性研究容易受到这些因

推荐分级的评价、制定与评估（GRADE）工作组是一个非官方的合作组织，其目的是根据各种指南中的证据开发一套综合的方法来评价系统评价中整合的证据强度并形成各项推荐建议。见网址 www.gradeworkinggroup.org。解读本案例研究中的发现采用了该方法

框 C8.5　森林图展示血管紧张素受体阻滞药物（ARBs）对比血管紧张素转换酶抑制剂（ACEIs）引起的结果项咳嗽和"不良反应导致退出研究"

结局：咳嗽

Study or Subgroup	ARB Events	Total	ACEI Events	Total	Weight	Peto Odds Ratio Fixed, 95% CI
Gregoire 2001	4	80	55	369	5.6%	0.42 [0.21, 0.86]
Mackay 1999	64	14522	566	36888	94.0%	0.41 [0.34, 0.48]
Sato 2003	0	26	2	23	0.4%	0.11 [0.01, 1.88]
Total (95% CI)		14628		37280	100.0%	0.40 [0.34, 0.48]
Total events	68		623			

Heterogeneity: Chi2 = 0.80, df = 2 (*P* = 0.67); I2 = 0
Test for overall effect: Z = 10.49 (*P* < 0.00001)

Peto Odds Ratio Fixed, 95% CI
0.01　0.1　1　10　100
less cough ARB　　less cough ACEI

结局：不良反应导致退出研究

...ly or Subgroup	ARB Events	Total	ACEI Events	Total	Weight	Peto Odds Ratio Fixed, 95% CI
...nza 2000,cohort study	0	17	4	22	28.9%	0.15 [0.02, 1.14]
...leggia 2000,case -control	2	22	12	66	71.1%	0.51 [0.14, 1.90]
...l (95% CI)		39		88	100.0%	0.36 [0.12, 1.08]
...l events	2		16			

...rogeneity: Chi2 = 1.01, df = 1 (*P* = 0.31); I2 = 1%
...for overall effect: Z = 1.83 (*P* = 0.07)

Peto Odds Ratio Fixed, 95% CI
0.01　0.1　1　10　100
less withdrawals ARB　　less withdrawals ACEI

使用 Review Manager 软件计算各效应值并生成图表。

素的影响，但是各对比组之间预后因素的不平衡也不太可能是造成高度或是极高度效应的唯一原因。因此，干预或是暴露很有可能促成所观察到的效应。

第 5 步：解读研究结果

如何把我们在之前各步骤当中得到的内容汇集起来并形成决定？第 1 步根据我们所关注的结局对患者的重要性进行了分级，并介绍了患者觉得重要的结局和替代结局之间的差异（替代结局被视为是针对患者觉得重要的结局的间接证据）。在第 2 步

> **证据强度**取决于结果相关性、纳入研究的方法质量、结果的异质性以及效应的精确性和大小等特征，这些特征支撑着根据系统评价生成的推断的可信度

中，将研究设计纳入考虑范围之内来挑选研究。第3步评价了已选研究的方法方面的质量。第4步探讨了结果的异质性并生成了汇总效应。

对每一项结局的证据强度所分别进行的判定都显示在框 C8.6 中。对于咳嗽这一结果，OR 点估计值表明存在关联。与此估计值对应的 95%*CI* 非常精确。不存在什么特征会削弱总体证据的强度，因此，这一高度效应会使我们更加相信，相比 ACEIs，ARBs"真的"可以降低咳嗽的风险。至于"不良反应导致退出研究"这一方面，两篇纳入研究都表明接受 ARBs 治疗的患者出现退出的情况比接受 ACEIs 治疗的患者少，但是其关联的评估不精确。这 5 篇研究都没有探究药物剂量对不良反应发生率的影响。

在给证据强度指定级别时，起始点是研究设计。在观察性研究中，治疗方案并不是随机分配的，这使得此种研究中的证据从一开始就在一个相对较低的强度级别上。而纳入研究在方法上的局限性又将这种强度降至更低的级别。在这种情况下，即便是高度效应也不能正当地提升证据强度级别。

在系统评价中，有大量来自随机试验的关注咳嗽和"退出研究"的可用数据。根据选定的 26 项试验，发生咳嗽的合并相对危险度（RR）为 0.23，其 95%*CI* 范围为 0.16~0.33，表明使用 ARBs 的患者出现咳嗽的情况更少，且此种效应强度很强。从关注"不良反应导致退出研究"的 21 项试验得到的发生退出的合并 RR 为 0.58（95%*CI* 范围为 0.46~0.74），再次表明使用 ARBs 的患者较少出现

> **相对危险度（RR）**
> 是二分数据的效应测量值，是试验组中的风险与对照组中的风险的比率

框 C8.6 评价比较血管紧张素受体阻滞药物（ARBs）和血管紧张素转换酶抑制剂（ACEIs）的观察性研究提供的关于咳嗽和"不良反应导致退出研究"的结局的总体证据的强度

结果汇总表

结局重要性	结局	患者人数		优势比（ARB/ACEI）
		ARB	ACEI	（95% *CI*）
重要结局	**咳嗽** 3 篇队列研究 总事件数：691	14628	37280	**0.40**（0.34～0.48）
重要结局	**退出研究** 2 篇观察性研究 总事件数：18	39	88	**0.36**（0.12～1.08）

判定证据强度

考虑到研究采用观察性设计，证据强度一开始定为低级。

方法方面的局限性把证据强度级别降得更低。

结局	研究设计	研究质量 （偏倚风险）*	效应量+	剂量–反应 梯度	证据强度 $
咳嗽	1 项前瞻性 队列研究 1 项横断面 队列研究	局限性严重	大且精确	不适用	极低
	初始指定为 低强度	→降低	→不变	→不变	
不良反应导致退出	1 项前瞻性 队列研究 1 项病例对照研究	局限性严重	不精确	不适用	极低
	初始指定为 低强度	→降低	→不变	→不变	

* 见框 C8.4。

+ 各研究中存在的方法方面的缺陷很严重，以至于高度效应也不能合理地提升证据强度级别。

$ 考虑到是随机证据，即便不提升到高水平，至少也要提升至中等水平。见框 C8.7。

OR=odds ratio（优势比）。

退出事件，且该效应强度很强。考虑到这些信息，基于观察性研究所指定的强度级别就可以得到提升，即便达不到高水平，至少也是中等水平。这使我们更加相信在使用 ACEIs 的患者中发生咳嗽和退出研究的比率"真的"高于使用 ARBs 的患者。

情景解决方案

对研究发现进行的总体概述为使用 ARBs 和 ACEIs 治疗高血压时同时考虑其益处和不良反应提供了基础。这一概述有助于临床医师、决策人员以及患者在做决定时权衡利弊。本系统评价既包含来自观察性研究的证据，也包含来自随机研究的证据，发现了适度有力的证据，证明在高血压患者中，ACEIs 导致的咳嗽频率高于 ARBs。此外，因使用 ACEIs 产生不良反应而退出临床试验的患者也多于 ARBs。在案例研究 7 中，这两类药物在控制血压方面显示出相似的效力。基于这一信息以及大家的一项共识，即 ARBs 比 ACEIs 昂贵，在选择使用何种药物治疗高血压时该如何决策呢？如果患者的医疗保险包括了共同付费，他们就得自掏腰包来支付使用 ARBs 的费用。由于停止使用 ACEIs 以后，咳嗽症状是可以完全逆转的，患者也可以决定一开始冒风险使用 ACEIs，这可能会使患者发生 ACEIs 的不良反应，但同时可以降低费用。利用这些证据，其他有不同情况的患者也可以做出不同的但知情的决定。

框C8.7 血管紧张素受体阻滞药（ARBs）和血管紧张素转换酶抑制剂（ACEIs）效力的系统评价的结果汇总

重要性	结局指标	直接性	患者数（研究数）	效应量*（95%CI）	研究质量（偏倚风险）	不一致性评价 I²	精确性	发表偏倚	证据强度
						评定证据强度			
有益结局									
关键结局	死亡率	直接	4264（8RCTs）	RR: 1.05（0.40～2.75）	有一些局限	一致 I²=0	不精确	未评价	中等
	脑卒中	直接	1779（3RCTs）	RR: 0.84（0.30～2.35）	有一些局限	一致 I²=0	不精确	未评价	中等
	心肌梗死	直接	1628（4RCTs）	RR: 1.32（0.54～3.57）	有一些局限	一致 I²=0	不精确	未评价	中等
	心力衰竭	直接	168（1RCT）	RR: 1.20（0.68～1.78）	有一些局限	不适用	不精确	未评价	中等
	肾脏功能	间接	499（6RCTs）	效应量: 0.051（-0.19～0.29）	有一些局限	一致	不精确	未评价	低
	成功的单一疗法	直接	4851（19RCTs）	RD(ARB-ACEI): 0.00（-0.02～0.02）	有一些局限	一致 I²=0	精确	未评价	高
不良反应									
重要结局	咳嗽	直接	51908（3项队列研究）	OR: 0.4（0.34～0.48）	严重局限性	未评价	未评价	未评价	极低
	停药	直接	127（2项队列/病例对照研究）	0.36（0.12～1.08）	严重局限性	未评价	未评价	未评价	极低

推荐阅读

本书的核心信息重点在于系统评价。本书简要描述的许多错综复杂的高级技术，如 Meta 分析的方法、Meta 回归分析的方法、漏斗图分析方法等，均可参照下述资料。

1. Higgins JPT, Green S (eds). Cochrane Handbook for Systematic Reviews of Interventions. Version 5.0.0 (updated February 2008) The Cochrane Collaboration, 2008. Available free at www.cochrane.org/resources/handbook/index.htm.

2. Egger M, Davey-Smith G, Altman DG (eds). *Systematic Reviews in Health Care. Meta-analysis in Context*. London: BMJ Publishing Group, 2001.

3. Fletcher RH, Fletcher SW, Wagner EH. *Clinical Epidemiology: The Essentials,* 3rd edn. Baltimore: Lippincott, Williams & Wilkins, 1996.

4. Glaziou P, Irwig L, Bain C, et al. *Systematic Reviews in Health Care*. A *Practical Guide. Cambridge*: Cambridge University Press, 2001.

5. Systematic Reviews. CRD's guidance for undertaking reviews in health care. Centre for Reviews and Dissemination. York: University of York, 2008. Available free at http://www.york.ac.uk/inst/crd/systematic_reviews_book.htm.

6. Mulrow CD, Cook D (eds). Systematic Reviews. *Synthesis of Best Evidence for Health Care Decisions*. USA: American College of Physicians, 1998.

7. Sutton AJ, Abrams KR, Jones DR, et al. Systematic Reviews of Trials and other studies. *Health Technology Assessment* 1998; 2(19). Available free atwww.ncchta.org/fullmono/mon219.pdf.

8. Guyatt GH, Rennie D, Meade MO, et al. *Users' Guides to the Medical Literature.*

A Manual for Evidence-Based Clinical Practice, 2nd edn. New York: American Medical Association. The McGraw-Hill Companies, Inc; 2008.

注：本书译者团队推荐阅读

1. 曾宪涛，任学群. 应用STATA做Meta分析. 2版. 北京：中国协和医科大学出版社，2017.

2. 王行环. 循证临床实践指南的研发与评价. 北京：中国协和医科大学出版社，2016.

3. 曾宪涛，张超. R与Meta分析. 北京：军事医学科学出版社，2015.

4. 曾宪涛. 应用STATA做Meta分析. 北京：军事医学科学出版社，2014.

5. 曾宪涛，何明武. 诊断准确性试验Meta分析软件一本通. 北京：军事医学科学出版社，2013.

6. 李幼平. 循证医学. 北京：人民卫生出版社，2014.

7. 罗杰，冷卫东. 系统评价/Meta分析理论与实践. 北京：军事医学科学出版社，2013.

术语表

本术语表使用的是推荐阅读部分里所列文献中的信息。

absolute risk reduction（ARR），绝对危险度降低　见危险差（risk difference，RD）。

accuracy measure，准确度测量　总结某一诊断试验预测诊断准确性的统计值。二进制检验中常用的 3 种准确度测量组为：灵敏度和特异性，阳性预测值和阴性预测值，以及似然比。所有这些测量都是成对出现的。除了诊断优势比之外，很少使用单一的准确度测量。

adverse effect，不良反应　干预措施造成的意外的、不良的有害或令人难受的反应。这往往预示着未来对该干预措施监管的风险，要求对该项干预进行预防，或进行特殊治疗，或改变，或撤销。

attrition bias（exclusion bias），失访偏倚（排除偏倚）　各研究组之间由于研究对象的排除或退出（例如，由于干预措施的不良反应）造成的系统差异。意向治疗分析结合包含所有研究对象的适当的灵敏度分析能防止出现偏倚。也可见意向治疗（intention-to-treat，ITT）分析和退出。

baseline risk，基线风险　未干预人群中的结局频率。该风险与潜在疾病的严重性以及预后特点有关。良好的预后和低基线风险有关，而不良预后则与不良结局的高基线风险有关。基线风险在确定谁将从干预措施中收益最多时起重要作用。也可见需治疗病例数（number needed to treat，NNT）。

bias（systematic error），偏倚（系统误差）　研究结果系统性偏离（或高或低）"真实"结果的趋势。偏倚要么夸大、要么低估干预措施或暴露的"真实"效应。偏倚的出现可能是由多个原因造成的，如研究设计和实施时的错误。这可能会导致比较组间的系统差异（选择性偏倚）、照护或暴露于一些因素中的差异而非关注的干预措施的差异（实施偏倚）、结局评价差异

（测量偏倚）、参与研究人群的退出或排除（失访偏倚）等。从本质上，结果无偏差的研究被认为是具有内部真实性。

binary data，二分类数据　测量的数据在两种可能中选其一，例如，患者是存活还是死亡，诊断结果是阳性还是阴性等。

bivariate model，双变量模型　对诊断试验准确性进行汇总评价的统计方法。对诊断试验的灵敏度和特异性之间的可能存在的相关性进行校正。

blinding（masking），盲法（面罩法）　盲法确保研究对象、照护实施人员、研究人员和结局评价人员对于某项研究中的干预措施，该研究会对研究对象进行分配，使他们各自采用不同的干预措施。在单盲研究中，只有研究对象对干预措施不知情，而在双盲研究中，参与者以及照护实施人员或研究人员都不知情。即使不能对参与者和照护实施人员施盲，往往也可以使结果评价人员不知情。盲法防止了实施偏倚和测量偏倚，可能在随机化中有助于保证充分的分配隐藏。也可见随机化（randomization）。

Boolean logic，布尔逻辑　布尔逻辑（以 George Boole 命名）指的是检索项之间的逻辑关系。在文献检索时使用布尔运算符 AND、OR 和 NOT，就可以从电子数据库中纳入和排除某些特定引用，还可在互联网搜索引擎中使用。

case-control study，病例对照研究　比较有目标结局的研究对象 / 患者（病例组）和无目标结局的研究对象 / 患者（对照组）的优先干预或暴露率的对比性观察研究。

clinical trial，临床试验　定义很宽泛的术语，通常描述的是评价干预措施功效和效力的研究。该术语包含了从随机对照试验到针对某些病例的非控制观察资料的研究设计。

Cochrane Collaboration，考科蓝协作组织　通过准备、维护和改善干预措施系统评价的可获得性，旨在协助针对卫生保健方面进行知情决策的国际非营利性组织（http://www.cochrane.org）。该协作组织的主要产物是作为考科蓝图书馆一部分的考科蓝系统评价数据库（http://www.update-software.com/cochrane/）。大多数为考科蓝系统评价做筹备工作的都是自愿在 40 多个系统评价小组（Collaborative Review Groups，CRGs）中的一个当中工作的卫生保健专业人士。每个 CRG 都有监管系统评价质量的协调人员和编辑团队。协作组织中的活动由选举出来的指导小组指挥管理，并由世界各地的考科蓝中心工作人员支持。

cohort study，队列研究　这种比较观察研究会对接受干预措施或暴露（不由研究人员分配）的参与者进行随访，并与对照组（比如那些未受照护的人群）进行比较，以此检验结局中的差异。

comparative study，对比研究 / 比较研究　使用不同的对比组来评价某项干预措施或暴露的效应的研究。这类研究可以是随机对照试验、队列研究以及病例对照研究等。

confidence interval（CI），可信区间 / 置信区间　给定确定度，预期在某人群中测量值（例如干预措施的效应）的"真实"值分布的范围。可信区间代表了随机误差的分布概率，而不是系统误差（偏倚）的分布概率。按照惯例，通常采用 95% 可信区间。

confounding，混杂　研究中由于结局与另一因素之间存在相关性，即混杂变量，而使干预措施对结局的影响失真，这种情况就是混杂。混杂变量能阻止结局出现或导致结局的出现独立于干预措施。当进行对比的比较组在重要因素方面而非所研究的干预措施或暴露方面不同时，就会出现混杂。对混杂进行校正需要实施分层分析或多变量分析。也可见**随机化（randomization）**。

continuous data，连续型数据　对身高、体重、血压等连续性变量表进行的测量。对于连续型数据，通常用均数差来表达效应。也可见**效应值（effect size，ES）**。

control event rate（CER），对照组事件发生率　在规定的时间段内，在对照组中观察到某一事件或结局的研究对象在该组中的占比。

controlled clinical trial，临床对照试验　定义很宽泛的一个术语，用来描述评价干预措施有效性的前瞻性对比研究（不论是否采用了随机化）。注意不要在系统评价中不加区分地使用该模糊术语。该术语在 MEDLINE 数据库中还是一个 MeSH。

cost-effectiveness analysis，成本 – 效益分析　见**经济学评价**（economic evaluation）和**效益**（efficiency）。

diagnostic odds ratio，诊断优势比 / 比值比　诊断试验阳性结果的似然比和阴性结果似然比的比值。提供了准确度的单次测量。也可见**准确度测量**（accuracy measure）。

diary keeping，写日记 / 记日记　一种定性的研究方法，通常用来补充调查问卷或访谈数据。该日记要求参与者同时记录体验和情绪。格式自由，参与者可以写下任何想记录的东西，或提出需要解决的具体问题或想写的主题。

dose-response，剂量 – 反应　剂量 – 反应关系表明，随着剂量的升高，暴露和结局之间的关联强度就会增加。

economic evaluation（e.g. cost-effectiveness analysis），经济学评价（例如成本 – 效益分析）　研究将临床效力和可选择的干预措施成本都考虑在内，从而解决如何用最少的成本达到最佳临床结局这一问题。成本 – 效益分析这一术语常常当作经济学评价的同义词来使用，但这样是不恰当的。完整的经济学评价是把临床结局和成本结局都考虑在内，而局部评价则是在不考虑临床结局的情况下，只考虑成本。

effect（effect measure，treatment effect，estimate of effect，effect size），效应（效应测量、治疗效应、效应估计、效应值）　效应就是在干预和结局之间观察到的相关性，或是汇总所观察到的这一相关性强度的统计值。该统计值可以是针对二分类数据的相对危险度、优势比、危险差或需治人数；可以是针对连续型数据的均数差或标准化均数差；也可以是针对生存数据的风险比。效应包含一个点估计值和一个可信区间。"个体效应"一词经常用来形容系统评价中所纳入的个体研究里观察到的效应。"汇总效应"一词则用来形容 Meta 分析中将个体效应合并起来所生成的效应。

effect modification，效应改变　当某种因素影响了所研究的干预措施的效应时就会出现效应改变，例如年龄可能会改变治疗的响应性。

effect size（ES），效应值　有时会用该术语来表示连续型数据的效应测量。也可见**效应测量**。

effectiveness，效力　干预措施（治疗、预防、诊断、筛查、教育、社会福利等）在常规环境中产生有益结局的程度。与功效不同的是，效力解决的问题是：干预措施在日常情况下是否起效？

efficacy，功效　干预措施在理想环境下产生有益结局的程度。

efficiency，效益　干预措施的投入（成本）和输出（结局）之间的平衡程度代表了价值所在。它解决的问题是：在给定的投入成本下，临床结局是否能够最大化。也可见**经济学评价**。

evidence-based medicine（EBM），循证医学　在对个体患者的照护进行决策时，谨慎、细致且明智地使用当前的最佳证据。这一过程涉及系统性的发现、评价和使用同时期的研究成果，以此作为临床决策的基础。循证实践（Evidence-based practice，EBP）是其相关术语。EBM 和 EBP 都遵循以下 4 个步骤：将患者的问题转化成明确的临床问题；检索相关的临床文献；评价（严格评价）证据的有效性和实用性；综合考虑患者的偏好以及照护人员的经验后，在临床实践中实施有用的研究发现。循证卫生保健（evidence-based healthcare）也是一个相关的术语，是把 EBM 原则扩展到了与卫生保健相关的各个专业中去，包括采购和管理。系统评价为支持各种形式的EBM 提供了强有力的证据。

experimental event rate（EER），实验组事件发生率　在指定的时间段内，在实验组中观察到事件发生或出现结局的参与者在该组中的占比。

experimental study，试验性研究　由研究人员决定参与者或患者的分配，使其接受不同的干预措施的比较研究，例如，随机对照试验。

exposure，暴露　被认为是有关结局发生或预防的因素（包括干预措施）。

external validity（generalizability，applicability），外部真实性/有效性（普遍性、适用性）　研究中观察到的效应预期可在常规临床实践中得以运用的程度，即在未参与研究的人群中可运用的程度。也可见**有效性（validity）**。

fixed effect model，固定效应模型 将个体研究的结果合并起来的统计模型，该模型假定效应实际上在研究的所有人群中都是恒定的。因此，只有研究内的变化才会影响汇总效应的不确定性，而且该模型生成的可信区间范围比随机效应模型生成的可信区间范围窄。也可见**随机效应模型（random effects model）**。

focus group，小组讨论 一种定性研究方法。针对某一话题进行小组访谈来收集定性数据。通常有 6～12 个人参与，用于衡量具有重要性的问题。也可见**访谈（interview）**。

forest plot，森林图 如果使用了 Meta 分析，该图形除了展示系统评价的汇总效应之外，还会展示系统评价中纳入研究里所观察到的个体效应。

funnel plot，漏斗图 系统评价纳入的个体研究中所观察到的效应对比一些研究信息的测量值（如研究规模、方差倒数等）所形成的散点图。漏斗图可用于探究发表偏倚风险以及相关偏倚的风险。

generalization，普遍化 定性研究成果与类似研究成果一致的程度，可增加对某种现象的了解。定性研究的目的不是外推至更广泛的人群中，所以不应将这一术语与外部真实性和普遍性混淆。

generalizability，普遍性 见外部真实性（external validity）。也可见**普遍化（generalization）**。

GRADE，推荐分级的评价、制定与评估 推荐分级的评价、制定与评估（GRADE）工作组是一个非正式的合作组织，旨在开发一种全面的方法学来评价系统评价中整理的证据强度，并为指南中的证据生成推荐建议。见www.gradeworkinggroup.org。

guidelines，指南 旨在协助医师和患者在特定的临床情况下做出决策的声明。医师和患者经常但不总是采用系统评价中的证据。

hazard ratio，风险比 针对生存数据，对比两个小组的生存体验的效应测量。

health technology assessment（HTA），卫生技术评估 卫生技术包括公共医疗卫生服务人员为促进健康，为筛查、诊断、预防和治疗疾病，以及为促进康复和长期照护所采用的一切方法。HTA 通过初步研究和系统评价来考量干预措施的效力、适宜性、成本以及广泛影响。

heterogeneity/homogeneity，异质性 / 同质性　存在系统评价的个体研究之间的效应相似（同质性）或不同（异质性）的程度。可通过检查森林图中个体效应的变化（点估计值和可信区间）从图形中观察到。异质性 / 同质性的定量统计检验可用于判定观察到的效应变化是否大于完全由随机所导致的预期变化。若要对异质性做出临床判断，需要考虑人群、干预措施以及研究结果中的差异。

homogeneity，同质性　见**异质性**（heterogeneity）。

I^2 statistic，I^2 统计量　在研究合成时评价异质性的统计量。该统计量给出了各研究间由于异质性所造成的总变化的百分比，其范围为 0 ~ 100%。

intention-to-treat（ITT）analysis，意向治疗分析　根据研究对象最初的分组对他们进行分析，不论他们是否退出，是否完全遵循干预措施，或者是否交叉使用并接受其他干预措施。真正的 ITT 分析包括所有患者的结局（不管是观察到的还是估算的）。也可见**失访偏倚**（attrition bias）和**敏感性分析**（sensitivity analysis）。

internal validity，内部真实性 / 有效性　见**有效性**（validity）。

intervention，干预　为改善健康结局所采用的治疗或预防方案，如药物、手术、膳食补充、教育传单、诊断试验（随后治疗）等。在随机试验中，某项干预措施的效应是指两组之间的结局对比，一组接受干预，另一组不接受干预（例如使用安慰剂或另一种对照干预）。

interview，访谈　一种定性研究方法。这种方法包括询问人们对某一现象或事件的见解或体验。可以结构式地对每个参与者提出同样的问题，也可以是非结构式的，包括一系列范围宽泛的问题。每次访谈所用的具体格式要根据其进程来决定。也可见**小组讨论**（focus group）。

inverse of variance，倒方差　见**方差**（variance）。

Kirkpatrick hierarchy，柯克帕特里克层次　体现教育干预影响的一种针对医学教育结果进行分类的方法，共有以下几个层次。1a，参与或完成体现了对学习体验的参与和观点，如课程评价；1b，态度修正体现了态度或认知的改变，如主观反应或参与者对课程的满意度，课前态度问卷和课后态度问卷之间的差异；2，知识或技能的修正体现了知识或技能的改变，如课前得分和课后得分之间的差异；3，健康专业人员的行为体现了将知识转化到工作中或是整合新的知识和技能，导致了行为或表现的修正，如在经过由更多循证处方、更加频繁地参加杂志俱乐部所证实的教授之后的表现差异；4，照护提供和健康结局的改变体现了由于对健康结局改善进行了或未进行评价的教育规划以及作为教学直接结果的患者健康而引起的所提供照护的改变，如更加符合循证标准的实践审计。

likelihood ratio（LR），似然比 患病研究对象得到阳性（或阴性）试验结果的概率同非患病研究对象得到相同试验结果的概率之间的比例。LR 表明某一给定的试验结果会提升或降低得病概率多少。当检验结果为阳性时，LR+ >1 增加了存在疾病的概率。LR+ 越大，患疾病的概率就越大，试验结果的临床实用性也就越大。当试验结果为阴性时，LR–<1 则降低了存在疾病的概率。LR– 越小，患有疾病的概率就越小，试验结果的临床实用性就越大。

mean difference，均数差 两组测量值在连续量表上的均值（也就是平均数）差异。也可见**效应（effect）**和**标准化均数差（standardized mean difference，SMD）**。

measurement bias（detection bias, ascertainment bias），测量偏倚（检出偏倚、确认偏倚） 如何在研究中评价结局这一方面在各组之间的系统差异。对研究对象和结果评估人员进行施盲可以防止出现这种偏倚。

medical subject heading（MeSH），医学主题词 在 MEDLINE 数据库中将引文编入索引的受控词。其他电子书目数据库也经常使用医学主题词类的术语。

Meta-analysis，Meta 分析 为联合（合并）多篇处理同一问题的研究以得到一个汇总结果的统计技术（译者注：医学领域亦译为"荟萃分析"，心理学及教育学领域常译为"元分析"，我们建议使用"Meta 分析"）。

Meta-regression，Meta 回归 将个体研究的效应评估（通常根据研究规模来加权）作为因变量，将各种研究特征作为自变量的多变量模型。该模型是为了探索研究特征对系统评价中观察到的效应值所产生的影响。也可见**多变量分析（multivariable analysis）**。

Meta-synthesis，Meta 整合 合并一组关注同一个问题或相关问题的定性研究的结果。可对纳入的研究进行评估，并合并研究成果。通过评审已发表的数据来进行集成，而不是通过对数据进行 Meta 分析来完成集成。

multivariable analysis（multivariable model），多变量分析（多变量模型） 这种分析会通过某种数学模型如 $Y=\beta 0+\beta 1X1+\beta 2X2+\cdots$（Y 为结局变量 Y；$\beta 0$ 为截距；$\beta 1$，$\beta 2\cdots$是说明自变量 X1，X2，…对因变量 Y 所产生的影响的回归系数）来把一些自变量或解释变量或预测变量（X1，X2，…）同因变量或结局变量（Y）关联起来。系数可以解读为与自变量中一个单位的改变有关的结局变量的改变，并且对相关性或效应提供了测量值。可以用多变量分析来调整混杂，例如，除了干预措施（或暴露）以外，还纳入混杂因素来作为模型中的自变量。这样一来，就可以在评价干预措施（或暴露）对结局的影响时校正其他因素的混杂效应了。也可见**混杂（confounding）**。

negative predictive value，阴性预测值 诊断试验结果为阴性且的确没有患病的研究对象的占比。

normal distribution，正态分布 均匀围绕均值且呈钟形的频率分布［也称为高斯分布（Gaussian distribution）］

null hypothesis，零假设 在进行显著性检验时提出的假设，该假设声称研究中各组之间不存在差异。例如，我们统计发现，摒弃结局在试验组和对照组之间无差异的零假设之后，干预措施就是有效的。也可见 *P* 值。

number needed to harm（NNH），获得 1 例不良结局者所需要治疗的病例数 导致每多 1 例患者受到损害（不良反应、并发症等）所需要治疗的患者数量。其计算方式与 NNT 相同。

number needed to treat（NNT），获得 1 例最佳效果而需要治疗的病例数 二分类数据的效应测量值，即预防一个不良结局所需要治疗的患者例数。在个体研究中，NNT 为危险差（RD）的倒数。在系统评价中，可以使用基线风险和相对效应的测量值（相对危险度、优势比）来计算 NNT。NNT 是对某种治疗所产生的影响的一种直观的临床衡量（译者注：简称"需治数"）。

observational study，观察性研究　在这种研究中只是观察干预措施、暴露和结局，可以有对照组，也可以没有对照组。此类研究可以是队列研究、病例对照研究、横断面研究等。

odds，概率　在某组中，出现结局的研究对象数量和未出现该结局的研究对象数量的比率。因此，如果在 100 个研究对象中，有 30 个出现了该结局（另外 70 个没有），那么概率就是 30/70 或者 0.42。也可见**风险（risk）**。

odds ratio（OR），优势比 / 比值比　二分类数据的效应测量值。OR 是实验组中出现某一事件或结局的概率同对照组中出现该结果的概率之间的比率。OR 为 1 表明进行对比的各组之间无差异。对于不良结局，OR<1 说明干预措施在减少该结果的概率方面是有效的。也可见**相对危险度（relative risk）**。

outcome，结局　由于干预或暴露而引起的健康状况方面的改变。可以用这种变化的结果评估效应。

***P*-value（statistical significance），*P* 值（统计显著性）**　在给定零假设的前提下，由于机遇（随机误差）而在研究中本该观察到的效应或更加极端效应的概率。在效力研究中，如果零假设是正确的，那么 *P* 值就是碰巧发现如计算出的效应值一样不常见，或者更甚的效应的概率。通常说来，小于 5% 的 *P* 值（即 *P*<0.05）被认为是有统计显著性的。但是，这一阈值不能成为一个约束。当统计试验的把握度较低时，如异质性检验，就可能会采用比较宽松的阈值（如 *P*<0.1 或 *P*<0.2）。相反，如果存在虚假显著性的风险，如亚组分析中的多重检验，可能就会采用更严格的阈值（如 *P*<0.01）。在解读效应的显著性时，*P* 值应当结合可信区间（*CI*）一起使用。也可见**可信区间（confidence interval，*CI*）**。

performance bias，实施偏倚　评估的是为研究对象所提供的照护中的系统差异，而不是干预措施中的系统差异。对照护人员和研究对象施盲，并标准化照护方案就可以防止产生这种偏倚。

phenomenon，现象 发生的事件或事实。人们常常用"现象"来作为定性研究对象的通用术语。

point estimate of effect，效应的点估计值 在研究样本的众多研究对象中所观察到的干预措施的效应值。也可见**可信区间**。

positive predictive value，阳性预测值 试验结果呈阳性且实际上患有疾病的研究对象的占比。

post-test probability of disease，疾病的验后概率 根据诊断试验中所得到的信息，对疾病概率的预估。使用诊断准确性试验，验后概率的估计值与验前估计值相比，有重大变化。这样一来，阳性检测结果就有助于划入疾病，阴性检测结果则有助于排除疾病。

power，把握度 / 效能 当存在相关性时，展示该相关性的能力。在零假设的确为假时，否决零假设的能力。把握度与样本量相关。样本量越大，把握度越大，遗漏可能相关性的风险就越小。

precision（specificity）of a search，检索精确度（特异性） 某种检索策略识别出的相关研究的比例，表达为由该方法识别出的所有研究（相关的和不相关的）的百分比。检索精确度描述了某项检索排除不相关研究的能力。也可见**检索敏感性（sensitivity of a search）**。

precision of effect，效应精确度 见随机误差（random error）。

pre-test probability of disease，疾病验前概率 诊断试验之前对疾病概率所做的预估。通常，在给定的情况下（如社区、基层医疗、二级医疗、医院等），会把该概率作为疾病的患病率来进行预估。有时，当此类信息不可用时，可能就需要预估疾病验前概率了。

publication bias，发表偏倚 在某项研究的发表概率与其结果的显著性相关时，就会出现发表偏倚。例如，如果某一研究中发现干预措施无效，那么这项研究的发表可能性就很小。系统评价人员应尽力识别这些得到阴性结果的研究，否则它们对干预价值的推断就会产生偏倚。漏斗图可用于探究发表偏倚以及相关偏倚的风险。

qualitative research，定性研究 涉及主观世界的研究，就健康和社会保健方面对社会、情绪和经验现象提供了深入的见解。纳入定性研究中的发现可能会提高系统评价的质量和显著性。

quality of a qualitative research study，定性研究质量 定性研究的质量取决于其设计、实施以及分析的可信程度。可信度有几个概念构成，包括可信性、可靠性、可转移性和确定性。

quality of a study（methodological quality），研究质量（方法论质量） 研究可最小化偏倚的程度。可使用与研究设计、实施以及统计分析有关的特点来评价质量。研究质量决定了结果的有效性。

quasi-experimental（quasi-randomized）study，准试验（半随机）研究 有时用于描述如下这种研究，在此类研究中，研究人员复杂地把研究对象分配到不同的组中，就像在试验研究中那样，但此方法做不到真正的随机化（和分配隐藏），比如，使用出生日期或奇偶天数来进行分配。

random effects model，随机效应模型 将研究结果合并起来的统计模型，这种模型考虑到了研究人群中效应的变化。因此，对结果不确定性的评价中既包含了研究内的变化，也包含了研究之间的变化。也可见**固定效应模型（fixed effect model）**。

random error（imprecision or sampling error），随机误差（不精确性或抽样误差） 由于机遇导致的使效应点估计值周围的可信区间变宽的误差。可信区间的宽度反映了随机误差或不精确性的大小。也可见 *P* 值。

randomization（with allocation concealment），随机化（伴随分配隐藏） 随机化是指使用机遇程序（例如计算机产生的随机数字）生成分配序列，来把研究对象分配到两个或者更多其他研究组中去。它保证了研究对象有预定的（通常是相等的）机会被分配到两种或两种以上的干预措施中的一种。通过这种方法，在已知、未知和未测定的混杂变量方面，各个小组就很有可能是均衡的。在分配到各小组之前，隐藏分配序列对于防止出现选择性偏倚是很重要的。预先知晓各组的分配就使研究人员和研究对象自己能够操纵对研究对象的招募。分配隐藏通常是可行的，盲法却不一定。不进行隐藏的随机化无法防止选择性偏倚的发生。

randomized controlled trial（RCT），随机对照试验　将研究对象随机分配（分配隐藏）接受不同的干预措施，并对研究对象进行随访来检测各小组间结果差异的比较研究。

relative risk（RR）（risk ratio，rate ratio），相对危险度（危险比、率比）　二分类数据的效应测量值。RR 是实验组中的风险与对照组中的风险之间的比率。RR 为 1 表明各对比组之间没有差异。针对不良结局，RR 小于 1 说明干预在减少该不良结局的发生风险方面是有效的。也可见**优势比（odds ratio）**。

review，综述　汇总多个不同的个体研究中所包含的证据并对其发现做出总结的文章。综述可能是系统性的，也可能不是系统性的。也可见**系统评价（Systematic review）和 Meta 分析（Meta-analysis）**。

RevMan（Review Manager），系统评价管理软件　考科蓝协作组织针对系统评价管理和 Meta 分析所开发的软件，可从 http://www.cochrane.org/cochrane/revman.htm 中获取（译者注：直接在百度中输入"RevMan"第一条便是）。

risk（proportion or rate），风险（比例或比率）　某组中观察到出现某种结局的研究对象的占比。因此，在 100 个研究对象中，30 个出现了结局，那么风险（结果比率）就是 30/100 或 0.30。也可见**概率（odds）**。

risk difference（RD）（absolute risk reduction, rate difference），危险差（绝对危险度降低、率差）　二分类数据的效应测量值。在对比研究中，RD 是两组之间事件发生率的差异。RD 倒数生成了需治数（NNT）。也可见**需治数（number needed to treat）**。

sample，样本　由较大组群或人群中为某项研究挑选的研究对象。

selection bias（allocation bias），选择偏倚（分配偏倚）　基线处，研究小组之间在预后和（或）治疗敏感性方面的系统差异。对大量患者进行随机化（隐藏分配）可以防止产生该偏倚。

sensitivity（recall）of a search，检索敏感性（查全率 / 召回率）　某一

检索策略识别的相关研究的占比，用针对给定主题的所有相关研究的百分比来表达。检索敏感性描述了检索方法的全面性，即识别针对给定主题的所有相关研究的能力。高度敏感的策略其特异性（精确度）往往较低，反之亦然。也可见**检索精准度（precision of a search）**。

sensitivity（true positive rate）of a test，诊断灵敏度（真阳性率） 真正患有疾病且被正确识别为患病的研究对象的比例。

sensitivity analysis，敏感性分析 在不同的假设下重复进行分析，以检测这些假设对结果的影响。在系统评价中，如果个体研究的报道不佳，就应要求原始研究的作者提供遗漏的和表述不清的信息。然而，有时这并不可行，因此，系统评价人员往往就需要对方法和数据进行不同的假设，可能还要估算缺失的信息。在这种情况下，就要对系统评价结果进行再分析来实施敏感性分析，这就要考虑方法和数据中的不确定性。敏感性分析有助于确定系统评价的推断是否会由于这些不确定性而发生改变。在原始研究中可能会有研究对象退出，所以敏感性分析可能会针对缺失的观察值估算最佳结果或最差结果以此重复进行分析，或是推进最终的结局评价。也可见**意向治疗分析（intention-to-treat analysis）**和**退出（withdrawals）**。

specificity（true negative rate）of a test，诊断特异性（真阴性率） 实际未患病且被正确识别的研究对象的比例。

standardized mean difference（SMD），标准化均数差 标准化均数差指的是对连续型数据的一种效应测量值，其中各项研究是使用不同的尺度（例如用多种方式来测量疼痛，或是以多种等级来评价抑郁水平）来测量研究结局的。要汇总此类研究，就需要用统一的尺度对结果进行标准化处理。均数差除以组内方差的估计值就是没有任何单位的标准值。也可见**效应（effect，被错误地称为标准化均数差）**。

strength of evidence，证据强度 证据强度描述的是针对重要的问题，我们对观察到的效应估计值（即系统评价所得到的干预措施和结局之间相关性的估计值）是正确的这种可能性的信任程度。

subgroup analysis，亚组分析 根据人群、干预、结局和研究设计差异，预先将研究分层至不同的亚组，之后就可以在这些预先设定的亚组中进行 Meta 分析了。通过亚组分析，系统评价人员就可以判定干预措施的效应在各亚组之间是否不同。

summary receiver operating characteristics curve（SROC），综合受试者工作特征曲线 汇总二分类诊断试验性能的方法，该方法根据多个研究或多个分界点汇总出 2×2 的表格。通过比对假阳性率（1- 特异性）来描绘真阳性率（灵敏度），该方法充分考虑了个体研究中灵敏度和特异性的关联。

surrogate outcomes，替代结局 针对患者的感受如何、功能怎样或是否存活方面的直接测量指标的替代。这些替代结局包括生理变量（如脑卒中患者的血压或糖尿病并发症患者的 HbA1c）或亚临床疾病的测量指标（如日后心脏病发作时在冠状动脉造影下动脉粥样硬化的程度）。为确保有效，替代结局必须与临床相关结局存在统计学关联性，而且要充分体现干预措施对结局所产生的净效应。很多替代结局都缺少确凿的证据来证明其有效性。

systematic error，系统误差 见**偏倚（bias）**。

systematic review（systematic overview），系统评价（系统概述） 这类研究运用系统且明确的方法，针对与某一明确阐述的问题相关的证据进行汇总，从而识别、挑选并评价相关的原始研究，提取、核对并报道这些研究的发现。遵循这一过程，系统评价就成了一种适当的研究。系统评价可能会采用统计 Meta 分析，也可能不会采用。

theme，主题 对标题下的定性研究数据进行分类而产生的想法。可以生成不同的主题并对每个主题进行部分数据编码来管理定性研究中生成的大量数据。然后就可以比较并分析每个研究参与者对各个主题的观点。

theory，理论 解释社会关系的抽象知识或推理。理论可以影响研究（演绎法），或者说研究也可以生成理论（归纳法）。

trial，试验 见**临床试验（clinical trial）**。

triangulation，三角校正 三角校正是指在针对相同现象的研究中使用并联合几种研究方法论。

validity（internal validity），有效性（内部有效性 / 真实性） 针对某项

研究中所招募的研究对象，研究结果可能接近"真相"的程度，即结果是否不存在偏倚？有效性指的是设计的完整性，同样也是研究发现适用性（外部有效性 / 真实性）的先决条件。也可见**外部有效性 / 真实性（external validity）**。

variance，方差 对个别观测值对均值的偏离所测量到的变化，方差就是这种变化的统计测量值。通常使用所观察到的个体效应的方差倒数，在系统评价所使用的统计分析中对研究进行加权，这些统计分析包括 Meta 分析、Meta 回归和漏斗图分析。

withdrawals，退出 未完全遵循干预措施、交叉使用以及接受其他干预措施的参与者或患者选择退出或者失访的情况。如果不良反应是导致退出的原因，那么就应当把该信息当作结局测量值。也可见**失访偏倚（attrition bias）**、**意向治疗分析（intention-to-treat analysis）**和**敏感性分析（sensitivity analysis）**。

缩略词

BEME   best evidence medical education
最佳循证医学教育

CCTR   Cochrane controlled trials register（this is now called CENTRAL）
考科蓝对照试验注册数据库（现称为中心）

CDSR   Cochrane database of systematic reviews
考科蓝系统评价数据库

CER   control event rate
对照组事件发生率

CI   confidence interval
置信区间 / 可信区间

DARE   database of abstracts of reviews of effects
效果评价摘要数据库

EBM   evidence-based medicine
循证医学

EER   experimental event rate
实验组事件发生率

ES   effect size（for continuous data）
效应值 / 效应量（针对连续型数据）

GRADE   The grading of recommendations assessment, development and evaluation
推荐分级的评价、制定与评估

HTA   health technology assessment
卫生技术评估

ITT	intention-to-treat analysis
	意向治疗分析
LR	likelihood ratio（LR+，LR for positive test result；LR−，LR for negative test result）
	似然比（LR+，针对阳性检查结果的 LR；LR−，针对阴性检查结果的 LR）
MeSH	medical subject heading
	医学主题词
NNT	number needed to treat
	需要治疗的病例数 / 需治数
OR	odds ratio（not to be confused with Boolean operator OR used in searching literature electronically）
	优势比 / 比值比（勿与电子文献检索中的布尔操作符 OR 混淆）
RCT	randomized controlled trial
	随机对照试验
RD	risk difference（or ARR, absolute risk reduction）
	危险差（又称 ARR，绝对危险度降低）
RR	relative risk
	相对危险度
SD	standard deviation
	标准差
SE	standard error
	标准误